酸棗仁湯

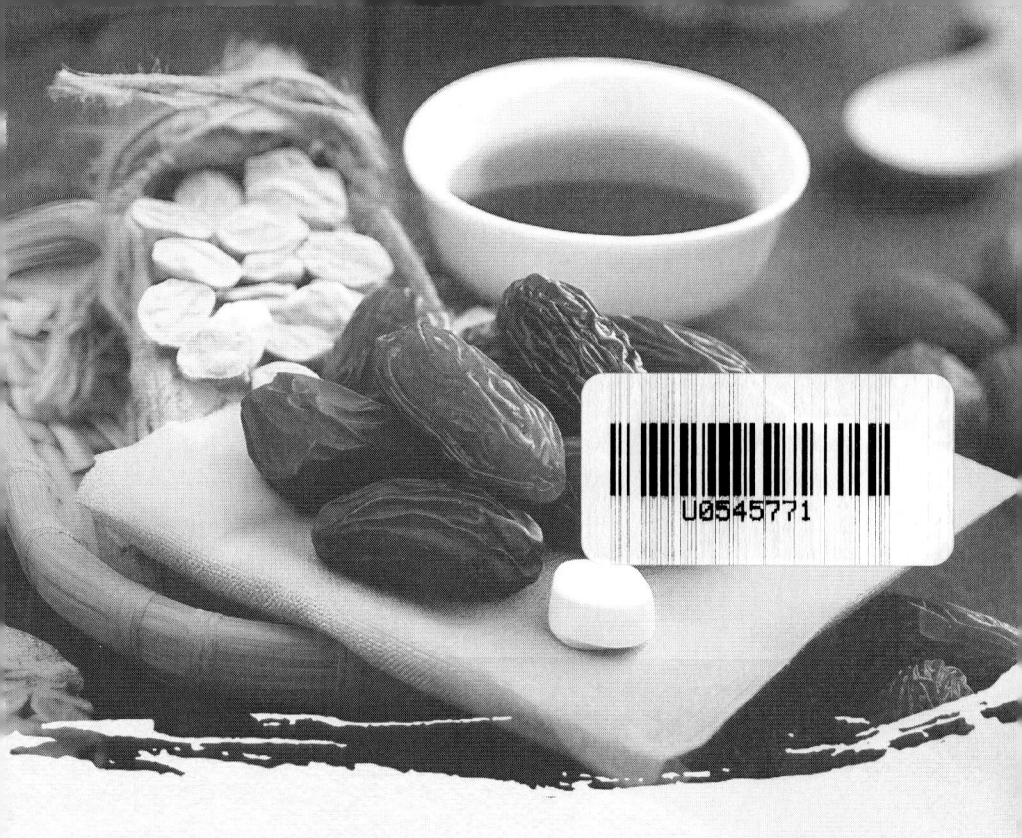

安神失眠妙方

養肝安神 × 清熱除煩 × 助眠寧心
從經典理論到臨床應用，全面解析酸棗仁湯！

劉春生，趙宇昊，楊建宇 主編

目錄

▰ 上篇　經典探源
- 第一章　方劑源流概述……………………………………………007
- 第二章　臨床藥學基礎……………………………………………025
- 第三章　源流方論解析……………………………………………065

▰ 中篇　臨証新論
- 第一章　方劑臨證概論……………………………………………071
- 第二章　方劑臨證思維……………………………………………079
- 第三章　方劑臨床應用……………………………………………083

▰ 下篇　現代研究
- 第一章　現代實驗研究……………………………………………201
- 第二章　現代應用研究……………………………………………223

▰ 參考文獻

目錄

上篇

經典探源

　　本篇從三個部分對酸棗仁湯進行論述：第一章第一節溯本求源部分從經方出處、方名釋義、藥物組成、使用方法、方解、方歌等方面對其進行系統整理。第二節經方集注選取歷代醫家對經方的代表性闡釋。第三節類方簡析對臨床中較常用的酸棗仁湯類方進行簡要分析。第二章對組成酸棗仁湯的主要藥物的功效與主治，以及作用機制進行闡釋，對酸棗仁湯的功效進行剖析。第三章對酸棗仁湯的源流進行整理、對古代醫家方論和現代醫家方論進行論述。

上篇　經典探源

第一章

方劑源流概述

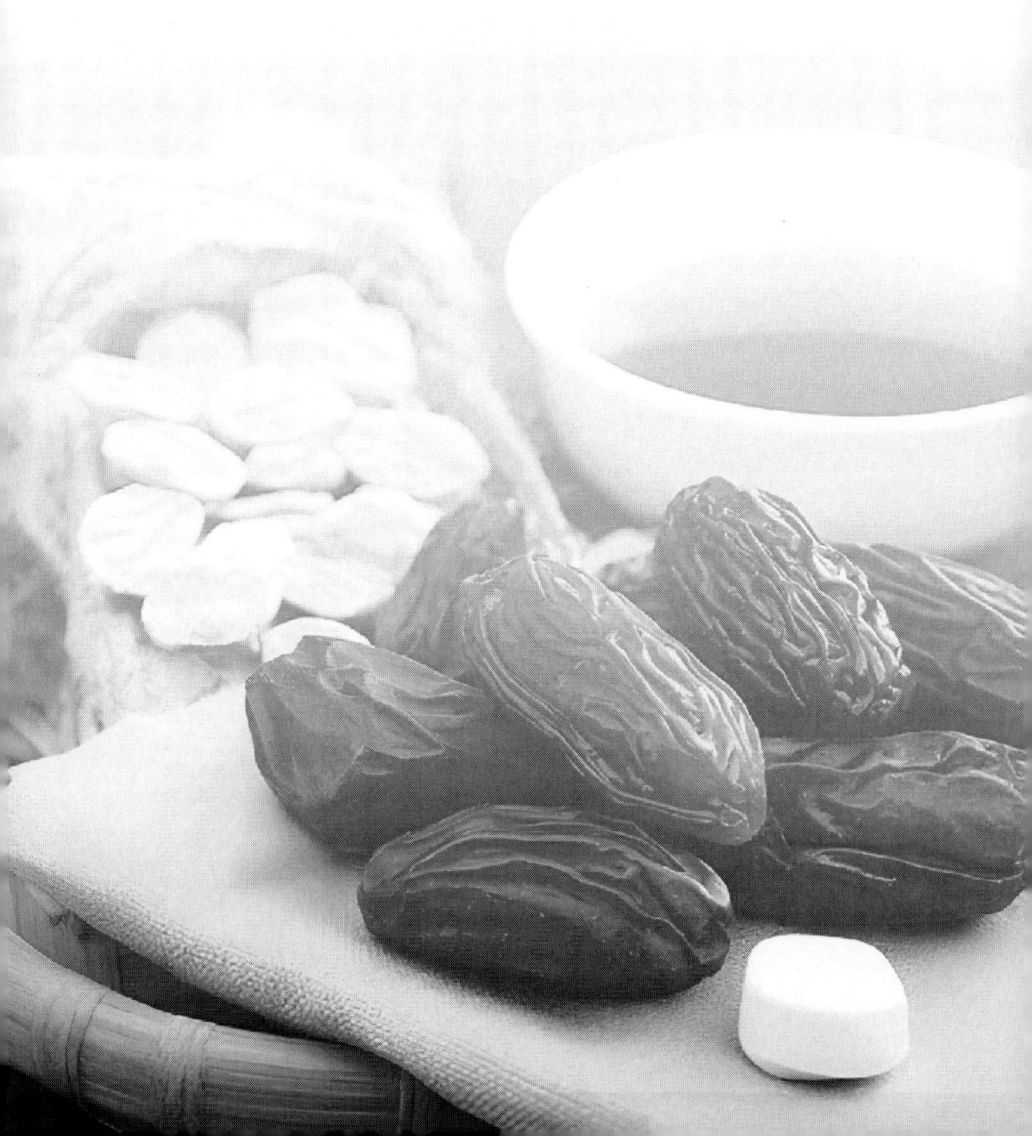

第一節　溯本求源

一、經方出處

《金匱要略》

　　虛勞虛煩不得眠，酸棗仁湯主之。

二、方名釋義

　　酸棗仁湯由東漢張仲景所創，主要論述了肝陰不足，虛煩不寐的證治。魂藏於肝，「肝藏魂，人寤則魂遊於目，寐則魂返於肝，若陽浮於外，魂不入肝，則不寐」，肝開竅於目，人體在清醒時，魂遊於目，透過視覺去感知外界的事物，形成一種有意識的認知活動，入睡時則魂歸於肝；神藏於心，《靈樞·本神》：「肝藏血，血舍魂……脾藏營，營舍意……心藏脈，脈舍神……肺藏氣，氣舍魄……腎藏精，精舍志。」陽魂依靠精氣血滋養，夜臥時血歸於肝，則魂亦歸肝。若肝陰心血不足，則神魂不能歸藏，血不養魂，則魂失不內收，故而出現虛煩不寐。其主要症狀是虛煩不眠，病程較長，另外以方測證當兼見情緒激動，頭昏目眩，口渴咽乾，舌紅少苔等，證屬心肝陰血虧虛，心神失養；治當養陰清熱，寧心安神；方用酸棗仁湯。方中酸棗仁養肝陰，益心血，與甘草合用以增養陰之力。知母清虛熱除煩，川芎理血疏肝，茯苓寧心安神，共奏養陰清熱，寧

心安神之效。因酸棗仁養肝血、安心神為君藥，又全方中酸棗仁用量最大，故名酸棗仁湯。

三、藥物組成

酸棗仁二升，甘草一兩，知母二兩，茯苓二兩，川芎二兩。（《金匱要略》川芎為二兩，《金匱方歌括》川芎為一兩）

四、使用方法

上五味，以水八升，煮酸棗仁，得六升，納諸藥，煮取三升，分溫三服。

五、方歌

酸棗二升先煮湯，茯知二兩佐之良，

芎甘各一相調劑，服後恬然足睡香。（《金匱方歌括》）

第二節　經方集注

虛勞虛煩不得眠，酸棗仁湯主之。

高學山

人之所以得眠者，以陽伏於陰，氣藏於血，而得覆庇之妙

也。陰血虛於裏於下，則陽氣艱於伏藏，而浮揚於上，且上焦之津液又虛，不足勝陽氣非時之擾，故煩而不得眠也。是其治例，不外乎潤而降之之理矣。但潤藥皆陰，降藥趨下，苟非抬高下引，則失神氣浮揚之位而無益也。夫棗性最高，為胸分之藥，酸能斂氣歸根，仁能伏神守宅，故重用而先煮之以為主。然後以川芎滋心血，以知母潤肺氣，以甘草浮緩之，而使徐徐下行，且以解虛煩之躁急也。以茯苓降滲之，而使少少下引，正以領棗仁之斂伏也。譬之亢旱之天，大地乾燥，太陽既沒，紅塵高揚，黃埃飛布，太虛役役，不得瞑合，若非露下天清，烏能夜涼氣潤而靜伏乎。此仲景之方藥，與造化相為始終也。（《高注金匱要略》）

丹波元簡

[尤] 人寤則魂寓於目，寐則魂藏於肝，虛勞之人，肝氣不榮，則魂不得藏，魂不藏，故不得眠。酸棗仁，補肝斂氣，宜以為君，而魂既不歸容，必有濁痰燥火，乘間而襲其舍者，煩之所由作也。故以知母、甘草，清熱滋燥，茯苓、川芎，行氣除痰，皆所以求肝之治，而宅其魂也。《三因》云，外熱曰燥，內熱曰煩，虛煩之證，內煩身不覺熱，頭目昏疼，口乾咽燥，不渴，清清不寐，皆虛煩也。《葉氏統旨》云，虛煩者，心中擾亂，鬱鬱而不寧也，良由津液去多，五內枯燥，或榮血不足，陽勝陰微。《張氏醫通》云，虛煩者，肝虛而火氣乘之也，故特取棗仁以安肝膽為主，略加芎藭，調血以養肝，茯苓、甘草，

培土以榮木，知母，降火以除煩，此平調土木之劑也。案虛煩，空煩也，無熱而煩之謂，千金，惡阻半夏茯苓湯，主療空煩吐逆，婦人良方，作虛煩，可證。(《金匱玉函要略輯義》)

黃元御

土溼胃逆，相火升泄，是以虛煩，不得眠睡。酸棗湯，甘草、茯苓，培土而瀉溼，芎藭、知母，疏木而清煩，酸棗斂神魂而安浮動也。(《金匱懸解》)

周揚俊

按嘉言論此方云，《素問》謂陽氣者，煩勞則張，精絕，闢積於夏，使人煎厥，可見虛勞虛煩，為心腎不交之病，腎水不上交於心火，心火無制，故煩而不得眠，不獨夏月為然矣，方用棗仁為君，而兼知母之滋腎為佐，茯苓、甘草，調和其間，芎藭入血分而解心火之燥煩也。(《金匱玉函經二注》)

尤在涇

人寤則魂寓於目，寐則魂藏於肝。虛勞之人，肝氣不榮，則魂不得藏，魂不得藏，故不得眠。酸棗仁補肝斂氣，宜以為君。而魂既不歸客，必有濁痰燥火乘間而襲其舍者，煩之所由作也，故以知母、甘草清熱滋燥，茯苓、川芎行氣除痰。皆所以求肝之治而宅其魂也。(《金匱要略心典》)

第三節　類方簡析

酸棗仁湯在中藥方劑學中屬於安神劑，指凡是以安神藥為主組成，具有安神定志等作用，主治神志不安證的方劑，統稱為安神劑。「驚者平之」(《素問‧至真要大論》)是安神劑的立論依據，屬於「十劑」中的「重劑」。

神志不安證有以邪擾為主，有以正虛為主。神志不安證病變部位主要在心，可涉及肝、脾、腎。臨床表現以心煩、失眠、多夢、健忘為主。安神劑又分為重鎮安神（代表方：硃砂安神丸），養心安神（代表方：天王補心丹、酸棗仁湯、安神定志丸），交通心腎（代表方：黃連阿膠湯）三類。另外引起神志不安證的原因有瘀血、氣鬱、痰阻等。

一、硃砂安神丸

組成：硃砂半兩（15g），黃連六錢（18g），炙甘草五錢半（17g），生地黃二錢半（8g），當歸二錢半（8g）。

用法：上四味為細末，另研硃砂，水飛如塵，陰乾為衣，湯浸蒸餅為丸，如黍米大，每服十五丸（3g），津唾咽之，食後。現代用法：水煎服。

功用：清熱養血，重鎮安神。

主治：心火亢盛，陰血不足證。症見失眠多夢，驚悸怔忡，

心煩神亂，或胸中懊憹，舌尖紅，脈細數。

證治機制：本方證乃因心火亢盛，灼傷陰血所致。心火亢盛則心神被擾，陰血不足則心神失養，故見失眠多夢、驚悸怔忡、心煩等症；舌紅，脈細數是心火盛而陰血虛之徵。治當瀉其亢盛之火，補其陰血之虛而安神。

方解：方中硃砂甘寒質重，專入心經，寒能清熱，重可鎮怯，既能重鎮安神，又可清心火，治標之中兼能治本，是為君藥。黃連苦寒，入心經，清心瀉火，以除煩熱為臣。君、臣相伍，重鎮以安神，清心以除煩，以收瀉火安神之功。佐以生地黃之甘苦寒，以滋陰清熱；當歸之辛甘溫潤，以補血，合生地黃滋補陰血以養心。使以炙甘草調藥和中，以防黃連之苦寒、硃砂之質重礙胃。合而用之，標本兼治，清中有養，使心火得清，陰血得充，心神得養，則神志安定，是以「安神」名之。

配伍特點：重鎮安神藥與益氣藥相配伍，兼防重鎮安神藥傷胃氣；滋補陰血藥與益氣藥相配伍，使陰血得氣而化生。

辨證要點：本方是治療心火亢盛，陰血不足而致神志不安的常用方。臨床應用以失眠，驚悸，舌紅，脈細數為辨證要點。

使用注意：方中硃砂含硫化汞，不宜多服、久服，以防汞中毒；陰虛或脾弱者不宜服。

臨證加減：若胸中煩熱較甚，加梔子、蓮子心以增強清心除煩之力；兼驚恐，宜加生龍骨、生牡蠣以鎮驚安神；失眠多夢者，可加酸棗仁、柏子仁以養心安神。

方歌：

硃砂安神東垣方，歸連甘草合地黃，

怔忡不寐心煩亂，養陰清熱可復康。(《方劑學》)

文獻摘要

熱淫所勝，治以甘寒，以苦瀉之。以黃連之苦寒去心煩，除溼熱為君；以甘草、生地黃之甘寒瀉火補氣，滋生陰血為臣；以當歸補其血不足；硃砂納浮游之火，而安神明也。(《內外傷辨惑論》)

夢中驚悸，心神不安者，此方主之。夢中驚悸者，心血虛而火襲之也。是方也，硃砂之重，可使安神；黃連之苦，可使瀉火；生地之涼，可使清熱；當歸之辛，可使養血；乃甘草者，一可以緩其炎炎之焰，一可以養氣而生神也。(《醫方考》)

心為君主之言，主不明則精氣亂，神太勞則魂魄散，所以寤寐不安，淫邪發夢，輕則驚悸怔忡，重則痴妄癲狂耳！硃砂具明之體，赤色通心，重能鎮怯，寒能勝熱，甘以生津，抑陰火之浮游，以養上焦之元氣，為安神之第一品；心苦熱，配黃連之苦寒，瀉心熱也；更佐甘草之甘以瀉之；心主血，用當歸之甘溫，歸心血也；更佐地黃之寒以補之。心血足，則肝得所藏而魂自安，心熱解，則肺得其職而形自正也。(《古今名醫方論》)

凡言心經藥，都屬心胞，唯硃砂外稟離明，內含真貢，故能交合水火，直入心臟。但其性徐緩，無迅掃陽焰之速效，是以更需黃連之苦寒以直折其熱，甘草之甘緩以款啟其微，俾膈上實火虛火，悉從小腸而降泄之。允為勞心傷神，動作傷氣，擾亂虛陽之的方，豈特治熱傷心包而已哉！然其奧又在當歸之辛溫走血，地黃之濡潤滋陰，以杜火氣復熾之路。其動靜之機，多寡之制，各有至理，良工調劑之苦心，其可忽諸。(《張氏醫通》)

東垣之方，多雜亂無紀，唯此方用硃砂之重以鎮怯，黃連之苦以清熱，當歸之辛以嘘血，更取甘草之甘以制黃連之太過，地黃之潤以助當歸所不及。方意頗純，亦堪節取。(《時方歌括》)

硃砂之重以鎮怯，黃連之苦以清熱，當歸之辛以嘘血，更取甘草之甘以制黃連之太過，地黃之潤，以助當歸所不及，合之養血清火，安鎮心神。怔忡、昏煩、不寐之症，可以治之。(《血證論》)

血熱內擾，發為心神煩亂。硃砂、黃連、生地黃清熱涼血，以安心神。當歸補血，甘草和中，此為清熱安神之劑。如失眠者，加酸棗仁、知母以安神清熱，更為有效。(《時氏處方學》)

二、天王補心丹

組成：酸棗仁、柏子仁、當歸身（酒洗）、天冬（去心）、麥冬（去心）各二兩（60g），生地黃（酒洗）四兩（120g），人參（去蘆）、玄參（微炒）、丹參（微炒）、白茯苓（去皮）、遠志（去心）、炒五味子（烘）、桔梗各五錢（15g）。

用法：上為末，煉蜜丸如梧子大，另用硃砂三五錢為衣，空心白滾湯下三錢（9g），或圓眼湯俱佳。現代用法：水煎服。

功用：滋陰清熱，養血安神。

主治：陰虛血少，神志不安證。心悸怔忡，虛煩失眠，神疲健忘，或夢遺，手足心熱，口舌生瘡，大便乾結，舌紅少苔，脈細數。

證治機制：本方證多由憂愁思慮太過，暗耗陰血，使心腎兩虧，陰虛血少，虛火內擾所致。陰虛血少，心失所養，故心悸失眠、神疲健忘；陰虛生內熱，虛火內擾，則手足心熱、虛煩、遺精、口舌生瘡；舌紅少苔，脈細數是陰虛內熱之徵。治當滋陰清熱，養血安神。

方解：方中重用甘寒之生地黃，入心能養血，入腎能滋陰，故能滋陰養血，壯水以制虛火，為君藥。天冬、麥冬滋陰清熱，酸棗仁、柏子仁養心安神，當歸補血潤燥，共助生地黃滋陰補血，並養心安神，俱為臣藥。玄參滋陰降火；茯苓、遠志養心安神；人參補氣以生血，並能安神益智；五味子之酸以斂

心氣，安心神；丹參清心活血，合補血藥使補而不滯，則心血易生；硃砂鎮心安神，以治其標；以上共為佐藥。桔梗為舟楫，載藥上行以使藥力緩留於上部心經，為使藥。本方配伍，滋陰補血以治本，養心安神以治標，標本兼治，心腎兩顧，但以補心治本為主，共奏滋陰養血、補心安神之功。

辨證要點：本方為治療心腎陰血虧虛所致神志不安的常用方。臨床應用以心悸失眠，手足心熱，舌紅少苔，脈細數為辨證要點。

使用注意：本方滋陰之品較多，對脾胃虛弱、納食欠佳、大便不實者，不宜長期服用。

臨證加減：失眠重者，可酌加龍骨、磁石以重鎮安神；心悸怔忡甚者，可酌加龍眼肉、首烏藤以增強養心安神之功；遺精者，可酌加金櫻子、煅牡蠣以固腎澀精。

方歌：

補心地歸二冬仁，遠茯味砂桔三參，

陰虧血少生內熱，滋陰養血安心神。(《方劑學》)

文獻摘要

　　心者，神明之臟，過於憂愁思慮，久久則成心勞。心勞則神明傷矣，故忽忽喜忘；心主血，血濡則大便潤，血燥故大便難；或時溏利者，心火不足以生脾土也；口內生瘡者，心血虛而火內灼也。人參養心氣，當歸養心血，天、麥冬所以益心

津，生地、丹、玄所以解心熱，柏仁、遠志所以養心神，五味、棗仁所以收心液，茯苓能補虛，桔梗能利膈。諸藥專於補心，勞心之人宜常服也。(《醫方考》)

心者，神明之官也。憂愁思慮則傷心，神明受傷則主不明而十二官危，故健忘、怔忡。心主血，血燥則津枯，故大便不利；舌為心之外候，心火炎上，故口舌生瘡。是凡以生地為君者，取其下入足少陰以滋水主，水盛可以伏火，況地黃為血分要藥，又能入手少陰也。棗仁、遠志、柏仁，養心神者也；當歸、丹參、玄參，生心血者也。二冬助其津液，五味收其耗散，參、苓補其氣虛。以桔梗為使者，欲載諸藥入心，不使之速下也。(《攝生祕剖》)

心者主火，而所以主者神也。神衰則火為患，故補心者必清其火而神始安。補心丹用生地黃為君者；取其下足少陰以滋水主，水盛可以伏火，此非補心之陽，補心之神耳，凡果核之有仁，猶心之有神也。清氣無如柏子仁，補血無如酸棗仁，其神存耳。參、苓之甘以補心氣，五味之酸以收心氣，二冬之寒以清氣分之火，心氣和而神自歸矣；當歸之甘以生心血，玄參之鹹以補心血，丹參之寒以清血中之火，心血足而神自藏矣；更假桔梗為舟楫，遠志為向導，和諸藥入心而安神明。以此養生則壽，何有健忘、怔忡、津液乾涸、舌上生瘡、大便不利之虞哉？(《古今名醫方論》)

此手少陰藥也。生地、玄參，北方之藥，補水所以制火，

取既濟之義也。丹參、當歸，所以生心血。血生於氣，人參、茯苓所以益心氣。人參合麥冬、五味，又為生脈散，蓋心主脈，肺為心之華蓋而朝百脈，補肺生脈，所以使天氣下降也。天冬苦入心而寒瀉火，與麥冬同為滋水潤燥之劑。遠志、棗仁、柏仁，所以養心神，而棗仁、五味酸以收之，又以斂心氣之耗散也。桔梗清肺利膈，取其載藥上浮而歸於心，故以為使。硃砂色赤入心，寒瀉熱而重寧神。讀書之人，應當常服。（《醫方集解》）

補心者，補心之用也。心藏神，而神之所用者，魂、魄、意、智、精與志也，補其用而心能任物矣。《本神篇》曰：隨神往來者為之魂，當歸、柏子仁、丹參流動之藥，以悅其魂；心之所憶謂之意，人參、茯神調中之藥，以存其意；因思慮而處物謂之智，以棗仁靜招乎動而益其智；並精出入者為之魄，以天冬、麥冬、五味子寧靜之藥而安其魄；生之來謂之精，以生地、玄參填下之藥定其精；意之所存謂之志，以遠志、桔梗動生於靜而通其志。若是，則神之陽動而生魂，魂之生而為意，意交於外而智生焉；神之陰靜而生魄，魄之生而為精，精定於中而志生焉，神之為用不窮矣，故曰補心。（《絳雪園古方選注》）

血虛挾熱，虛熱生風而心神失養，故怔忡、驚悸不已。生地、玄參壯水制火，棗仁、柏仁養心安神，人參助心氣，當歸養心血，天冬、麥冬清心潤燥，茯神、遠志滲溼交心，丹參理心血，五味子收心陰，少佐桔梗載藥上行，俾諸藥入心。若心

火太旺，加黃連以直折之。此是心虛挾熱，驚悸怔忡之專方。煉蜜為丸，硃砂為衣，使火降神寧，則虛風自熄，而心悸諸症無不痊矣。(《醫略六書》)

小篆，心字篆文，只是一倒火耳。火欲炎上，故以生地黃補水，使水上交於心；以玄參、丹參、二冬瀉火，使火下交於腎；又佐參、茯以和心氣，當歸以生心血，二仁以安心神，遠志以宣其滯，五味以收其散；更假桔梗之浮為向導。心得所養，而何有健忘、怔忡、津液乾枯、舌瘡、祕結之苦哉！(《時方歌括》)

夫心為離火，中含真水，凡誦讀吟詠，思慮過度，傷其離中之陰者，則必以真水相濟之。故以生地、玄參壯腎水，二冬以滋水之上源。當歸、丹參雖能入心補血，畢竟是行走之品，必得人參之大力駕馭其間，方有陽生陰長之妙。茯苓、遠志泄心熱而寧心神，去痰化溼，清宮除道，使補藥得力。但思慮過度，則心氣為之鬱結，故以柏子仁之芳香潤澤入心者，以舒其神，暢其膈。棗仁、五味收其耗散之氣，桔梗引諸藥上行而入心。衣以硃砂，取其重以鎮虛逆，寒以降浮陽，且其色赤屬離，內含陰汞，與人心同氣相求，同類相從之物也。(《成方便讀》)

三、安神定志丸

組成：茯苓、茯神、人參、遠志各一兩，石菖蒲、龍齒各五錢。

用法：上藥為末，煉蜜為丸，如梧桐子大，辰砂為衣，每服二錢，溫開水送服。現代用法：水煎服。

功用：益氣化痰，安神定志。

主治：心氣虛弱，痰擾心神證。失眠多夢，心煩不寧，心悸怔忡，健忘頭沉，易驚，神疲乏力，面色不榮。

證治機制：本方所治之證乃心氣虛弱，痰擾心神所致。心氣虛弱，痰從內生，氣不溫煦，痰擾神明，則失眠多夢，心煩不寧；心氣虛弱，心失所養，則心悸怔忡；心神不得心氣所榮養，則健忘；心氣虛弱，不能和煦、滋養內外，則神疲乏力，面色不榮。

方解：方中人參大補元氣，養心安神；龍齒重鎮安神；共為君藥。茯苓、茯神健脾益氣，滲利痰溼，寧心安神；遠志、石菖蒲化痰開竅安神；硃砂助龍齒重鎮安神；共為臣佐藥。蜜能益氣和中，並調和諸藥，為佐使藥。諸藥配伍，以奏益氣化痰，安神定志之效。

配伍特點：益氣藥與開竅藥相配，補益不助痰，開竅不傷氣；益氣藥與重鎮藥相配，使氣能固守神明。

辨證要點：本方是主治心氣虛弱，痰擾心神證的基礎方。臨床應用以失眠多夢，心悸怔忡，健忘頭沉，神疲乏力，舌質淡，苔薄膩或厚，脈虛弱或滑沉為辨證要點。

使用注意：陰虛者慎用本方。

臨證加減：若失眠者，加琥珀、珍珠母，以重鎮安神；若血虛者，加龍眼肉、阿膠、熟地黃、酸棗仁，以滋養陰血，養心安神；若夾痰熱者，加膽南星、浙貝母，以清熱化痰等。

方歌：

安神定志朱龍齒，人參二茯遠菖蒲，

服藥蜜調能益氣，心虛痰擾皆能除。(《方劑學》)

四、黃連阿膠湯

組成：黃連四兩，黃芩二兩，芍藥二兩，雞子黃二枚，阿膠三兩。

用法：上五味，以水六升，先煮三物，取二升，去滓。納膠烊盡，小冷，內雞子黃，攪令相得。溫服七合，日三服。現代用法：水煎服。

功用：清熱育陰，交通心腎。

主治：心腎虛熱證。心中煩，不得眠，多夢，口乾舌燥，或汗出，或頭暈，或耳鳴，或健忘，或腰痠，舌紅，少苔，脈細數。

證治機制：本方所治之證乃心腎不足，虛熱內生所致。心腎陰虛，熱從內生而擾於心，則心中煩，不得眠；虛熱擾動神明，則多夢；虛熱灼陰，陰津不能上承，則口乾舌燥；虛熱迫津外泄，則汗出；虛熱上衝於頭，則頭暈；腎陰虛不能上榮於

耳，則耳鳴；心神不得陰血所養，則健忘；腎虛不能滋養其府，則腰痠，舌紅、苔少、脈細數，皆為心腎虛熱之徵。治當清熱育陰，交通心腎。

方解：方中黃連清熱除煩，使心火不亢而能下交於腎；腎陰虧虛，以雞子黃清熱益陰，使腎陰上奉於心，共為君藥。血可化陰，以阿膠補血滋陰，益心和腎；芍藥補血和營，育腎陰；黃芩助黃連清熱除煩，共為臣佐藥。諸藥配伍，以達清熱育陰，交通心腎之效。

配伍特點：苦寒瀉藥與味甘補藥相配，既治實邪又益正虛。

辨證要點：本方是主治心腎虛熱證的基礎方，臨床應用以心煩失眠，多夢，或頭暈，舌質紅，少苔，脈細或數為辨治要點。

使用注意：陽虛者慎用本方。

臨證加減：若腎陰虛明顯者，加枸杞子、女貞子，以育陰和腎；若心胸煩熱明顯者，加梔子、竹葉，以清心瀉熱；若大便乾者，加火麻仁、麥冬，以滋陰潤燥生津；若失眠明顯者，加酸棗仁、柏子仁，以滋陰補血安神；若頭暈目眩者，加熟地黃、鉤藤，以滋補陰血，清利頭目。

方歌：

四兩黃連三兩膠，二枚雞子取黃敲，

一芩二芍心煩治，更治難眠睫不交。(《長沙方歌括》)

文獻摘要

少陰溫病，真陰欲竭，壯火復熾，心中煩，不得臥者，黃連阿膠湯主之……以黃芩從黃連，外瀉壯火而內堅真陰；以芍藥從阿膠，內護真陰而外捍亢陽。名黃連阿膠湯者，取一剛以禦外侮，一柔以護內主之義也。(《溫病條辨》)

用黃連以直折心火，佐芍藥以收斂神明，所以扶陰而益陽也……雞子黃稟南方之火色，入通於心，可以補離宮之火。黑驢皮稟北方之水色，且鹹先入腎，可以補坎宮之精，內合於心，而性急趨下。(《傷寒來蘇集》)

陽有餘，以苦除之。黃芩、黃連之苦，以除熱，陰不足，以甘補之。雞黃、阿膠之甘，以補血。酸，收也，泄也，芍藥之酸，收陰氣而泄邪熱。(《注解傷寒論》)

第二章

臨床藥學基礎

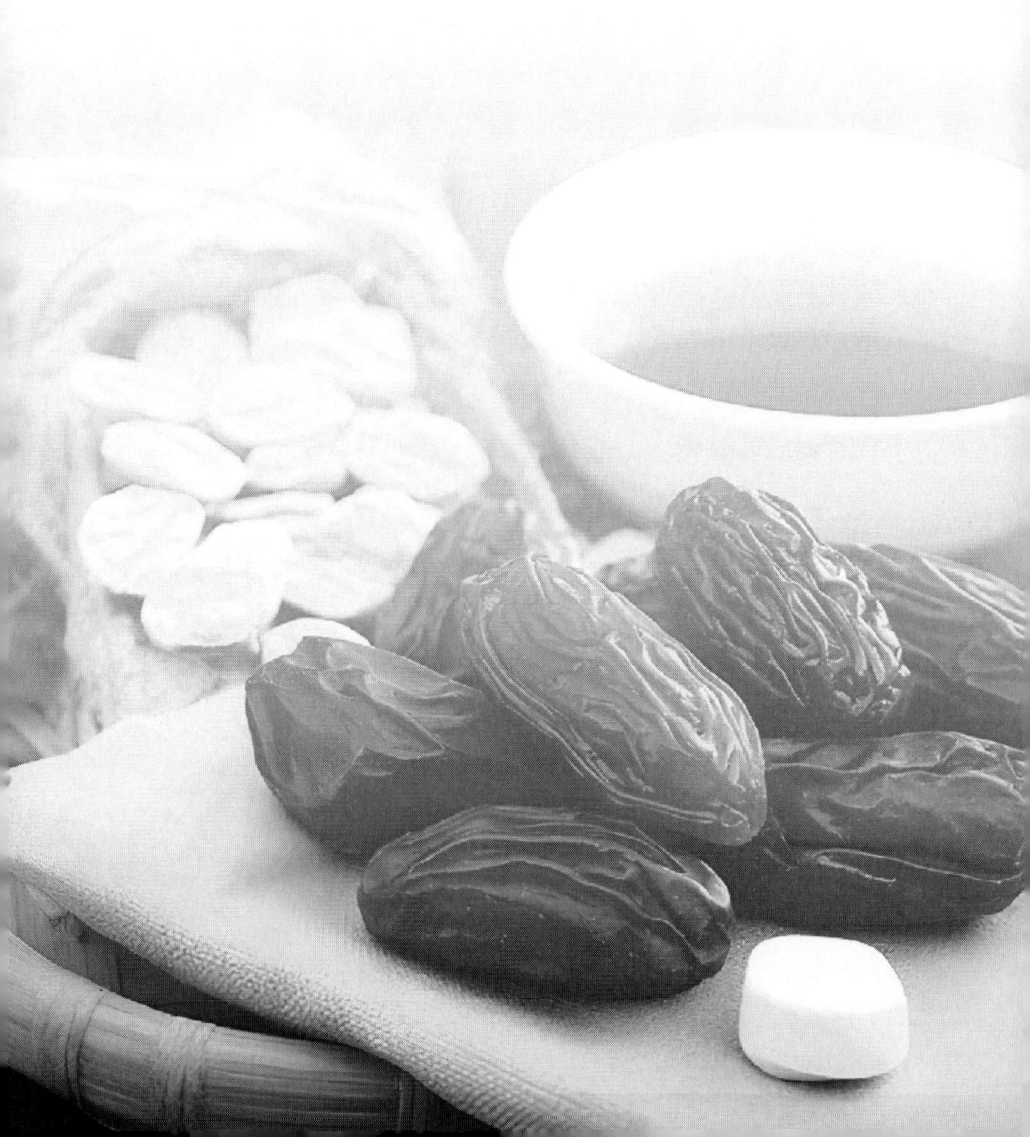

第一節　主要藥物的作用機制

一、酸棗仁

酸棗仁屬養心安神藥，主治驚悸、怔忡、不寐、虛勞、虛煩。一般認為以治不寐為主，《本草綱目》載其治有「膽虛不眠」、「振悸不眠」、「虛煩不眠」、「骨蒸不眠」之別。《局方》藥證提示，酸棗仁以治心悸怔忡為長，並非功專安眠。病有因失眠而心悸者，亦有因心動悸而失眠者，酸棗仁以治療因悸而不寐者最佳。應用於各型心律失常引起的失眠效果較好，對於精神緊張、情志憂鬱等引起的不寐反應一般。具體為突發的心悸氣短或夢中突醒伴心慌胸悶，身體震顫不安，青靈穴、少府穴附近肌肉跳動，小指痠軟無力，目眩視物恍惚，咽乾癢不痛等，舌淡紅偏嫩體微瘦，脈細弱或濡。

酸棗仁證的體質特點為體質瘦弱，欲寐而不能寐，精神不集中，常煩鬱急躁。可大量服或久服，以達安五臟之功。

治療心悸、怔忡常用配伍如人參、黨參、黃耆、茯苓、龍眼肉、知母、地黃、麥冬、乳香、木香、硃砂等，亦常加入活血化瘀之品。

二、茯苓

茯苓杏仁甘草湯治「胸痹，胸中氣塞，短氣」。凡胸脅滿、短氣者，多伴有小便不利、目眩等。

理中丸條下有「悸者，加茯苓二兩」。黃耆建中湯條下有「腹滿者去棗，加茯苓一兩半」。

使用茯苓可不問形體胖瘦，但須察舌。其人舌體多胖大，邊有齒痕，舌面較滋潤，為「茯苓舌」，胖人舌體大，固然多茯苓證，瘦人見舌體胖大者，茯苓證更多見。其舌有齒痕，舌體胖大伴有水腫、腹瀉者多為五苓散證、苓桂朮甘湯證；舌體瘦小而有齒痕，伴有腹脹、失眠、咽喉異物感者，多為半夏厚朴湯證。

張仲景使用茯苓多入複方。配半夏治眩悸，配白朮治療口渴，配豬苓、澤瀉治療小便不利，配桂枝甘草治臍下悸。

張仲景使用茯苓湯劑量較大，尤其是用於心悸、口渴吐水以及四肢腫等，而用於散劑，則用量甚小。

白朮重在治渴，茯苓重在治悸，故前人稱白朮能健脾生津，而茯苓能安神利水。

三、知母

知母主治汗出而煩。所謂汗出而煩，指其人或自汗，或盜汗，或出黃汗，同時心煩不安，甚至不得眠。知母所治的此種心煩，與大黃、黃連、梔子所主的煩不同，大黃之煩，因腹中

結實，痛閉而煩；黃連之煩，因心下痞痛，悸而煩；梔子之煩，因胸中窒塞、舌上有苔而煩，皆有結實之證。而知母之煩，腸胃之中無有形邪氣，臨證無痛窒症狀，故稱之為「虛煩」。

使用知母，可注意以下的客觀指徵：①身體羸瘦。桂枝芍藥知母湯證比較強調這個指徵。身體羸瘦而腳腫如脫，腫在一處，全身反瘦，所謂「獨足腫大」，就可以使用知母。酸棗仁湯證的虛勞，本有「面色薄」，「酸削不能行」，故也屬於羸瘦之列。②舌紅苔薄。瘦人舌本紅，加有汗出而心煩，則更當紅；苔薄，示腸胃中無有形積熱。

知母很少單獨使用。身熱口燥渴，脈浮大者，配石膏、人參；骨節疼痛，配桂枝、石膏；身體羸瘦、獨足腫大者，配桂枝、芍藥、附子、麻黃等；身體羸瘦、心煩意亂者，配百合；虛煩不得眠，配酸棗仁、甘草。

四、川芎

川芎主治腹痛。川芎所治腹痛範圍較廣，不僅為少腹痛，上腹部也有疼痛，甚至涉及胸脅、腰背，其疼痛的程度多為脹痛、刺痛，有時比較劇烈，甚至會令人暴亡，所謂「心下毒痛」。後世方如《太平惠民和劑局方》川芎茶調散、《斗門方》治偏頭痛單方、《衛生寶鑑》川芎散、《宣明論方》川芎丸皆用川芎。當歸多用於婦人，而川芎則男女均用。當歸多用於瘦弱乾

枯者，故當歸生薑羊肉湯用當歸而避用川芎，而川芎適用者不拘於體型，形體充實者也可以用之，後世方中大黃川芎同用，治風熱壅盛，頭昏目眩，大便艱難以及風熱發狂、脈弦緊而洪等。而且，川芎多用於情志病及頭部疾病，如酸棗仁湯以及後世的越鞠丸、柴胡疏肝散、通竅活血湯等均用川芎不用當歸。當歸多用於婦女病及腹部疾病，兩者主治部位有上下之異。

五、甘草

甘草主治羸瘦，兼治咽痛、口舌糜爛、咳嗽、心悸以及躁、急、痛、逆諸症。甘草用於瘦人，古時候就有這個經驗。《神農本草經》記載甘草能「長肌肉」。

咽痛，張仲景多用甘草。《小兒藥證直訣》用甘草、桔梗、阿膠治喉痛。岳美中先生曾治一患者咽喉痛如刀刺，用西藥無效，局部不紅不腫，與服生甘草、炙甘草，服二日其痛即失。

甘草可治口腔黏膜糜爛。趙錫武先生用甘草瀉心湯加生地黃治療口腔潰瘍與外陰潰瘍，甘草生用，量達 30g。（《趙錫武醫療經驗》）對於尿道刺激徵，如尿痛、尿急等，用甘草配合滑石等藥物可緩解症狀。

這些均顯示甘草有黏膜修復作用。甘草治心悸，由於麻黃導致心悸，所以麻黃常配伍甘草。甘草還是古代救治食物中毒或藥物中毒的主要藥物。唐代名醫孫思邈說：「大豆解百藥毒，

嘗試之不效，乃加甘草，為甘豆湯，其驗更速。」實驗也證明，甘草對組織胺、Chloral Hydrate、昇汞、河豚毒、蛇毒、白喉毒素、破傷風毒素，均有解毒作用。

第二節　主要藥物的功效與主治

　　酸棗仁湯具有養陰清熱，寧心安神之功效。主治肝陰不足，虛煩不寐之證。其主要症狀是虛煩不眠，病程較長。另外以方測證當兼見情緒激動，頭昏目眩，口渴咽乾，舌紅少苔，脈弦細等證，證屬心肝陰血虧虛，心神失養；臨床常用於治療失眠、神經衰弱、內分泌失調、憂鬱症、圍停經期症候群等疾病的臨床表現符合心肝陰血虛證者。

一、從《金匱要略》論述酸棗仁湯的應用

1. 藥方組成及出處

　　酸棗仁湯方出自漢代張仲景的《金匱要略・血痹虛勞病脈證并治第六》云：虛勞虛煩不得眠，酸棗仁湯主之。酸棗仁湯方：酸棗仁二升、川芎二兩、知母二兩、茯苓二兩、甘草一兩。

2. 方義分析

　　虛勞的發病機制，為氣血陰陽俱不足。酸棗仁湯所治療的虛煩失眠，均是由於肝血不足、陰虛內熱而導致。其病位在肝，肝藏血而血舍魂。肝血不足則見魂不守舍，導致心神失養，故會引起虛煩不得眠。

　　此方證臨床表現中，除了失眠外，還可兼見頭昏目眩伴有情緒激動，口渴咽乾，並有舌紅而少苔等症狀。在治療中當滋養肝血以除煩安神，故選用酸棗仁湯來調治心肝、養血安神。方中酸棗仁性酸、甘、平，主入心肝經，功能滋肝養血、寧心安神，故為君藥。配合寧心安神之茯苓，滋陰清熱除煩之知母，並為臣藥。再輔川芎以調暢氣機、活血行氣，配合酸棗仁宣斂合用，暢達肝氣，調肝養血；使用甘草以益氣、和中、緩急，配合酸棗仁並有酸甘化陰之意。諸藥相配伍同用，一則養肝血而寧心神，再則清內熱而除煩安神，故失眠可除也。方中酸棗仁善療心肝血虛之心煩不眠，甘草緩其中，知母清其熱，茯苓散其結，川芎調其血，諸藥合用則治心肝陰血虛，火熱內擾之虛煩不得眠。

3. 組方要點

　　五行理論在病理上的分析：根據五行之間的相互關係，肝為心之母，而母能令子虛，故肝血不足則可見心失所養而不

寐，為母病及子之故，治療當用補母瀉子之法以調平之。

　　藥性上運用的五行相合機制在本方的五味藥物組成中各顯一性，酸棗仁性平、川芎性辛散、知母味苦甘、茯苓甘淡、甘草甘潤。方以酸收、辛散之藥味為主，配合以甘平藥味而成，表現了《素問》中「肝欲散、急食辛以散之」和「肝苦急、急食甘以緩之」的治療大法，從而達到養肝安神、收斂心氣的目的。

　　選藥採用了動靜相配之法：方中選酸棗仁性味酸平之品用以養神斂陰；川芎辛溫發散之品以行氣血。二藥配伍，酸辛並用，動靜得配，相反相成，使得心肝之陰血得以滋養有源，共奏陽升陰潛之效。

　　治法上斂散並行、通補同用：酸棗仁湯原方雖然為治療虛勞虛煩失眠而設，但組方卻表現了斂散並行、通補同用的組方配伍原則：用酸棗仁酸以補陰血，川芎之辛散以通肝調營，知母滋陰水而制火，茯苓利水而平陰，甘草甘緩而防疏泄過急，諸藥合用，功能養血安神、清熱除煩。火清則神靜，故為治療虛勞失眠之主方。

　　《金匱要略心典》曰：「人寤則魂寓於目，寐則魂藏於肝，虛勞之人肝氣不榮，則魂不得藏，魂不藏故不得眠。酸棗仁補肝斂氣，宜以為君，而魂既不歸容，必有濁痰燥火乘間而襲其舍者，煩之所由作也；故以知母、甘草清熱滋燥，茯苓、川芎行氣除痰，皆所以求肝之治而宅其魂也。」酸棗仁合甘草甘酸化陰治其陰虧，酸棗仁合知母酸苦瀉熱治虛煩，而陰虛火勝熬津液

為痰，痰阻於中，膽氣不舒也是造成煩而不寐的原因，茯苓除痰，川芎疏肝膽之氣。

綜觀全方欲化其痰，必清其火，欲清其火必滋其陰，此方為治療陰虛熱盛之方針。

二、歷代醫家對酸棗仁湯的方藥分析

《金匱要略》中寫道「夫肝之病，補用酸，助用焦苦，益以甘味之藥調之」。酸棗仁味酸平，氣應少陽木化。而治療肝極者，宜補、宜收，故選用酸棗仁至二升，以養肝血、生心血，正是酸收、酸補之意。肝鬱則欲散，故選用辛散之川芎，配合酸棗仁以達肝調營，全方酸收、辛散並用，兩藥相反相成，既可補肝體，又可達肝用，發揮養血、調肝、安神的作用。

1. 酸棗仁

酸棗仁性平、味酸，入肝、膽、心、脾經，功擅養肝、寧心、安神。《素問·六節臟象論》云「肝者罷極之本，魂之居也……其味酸。」《素問·五臟生成》亦有「肝欲酸」之論，故方中重用酸棗仁為君藥。

晉代陶弘景《名醫別錄》云本方「主治煩心不得眠……虛汗煩渴，補中，益肝氣」。

明代賈所學《藥品化義》云：酸棗仁，仁主補，皮赤類心，

用益心血。其氣炒香，化為微溫。借香以透心氣，得溫以助心神。凡志苦傷血、用智損神，致心虛不足、精神失守、驚悸怔忡、恍惚多忘、虛汗煩渴，所當必用。又取香溫以溫肝膽。若膽虛血少、心煩不寐，用此使肝膽血足，則五臟安和，睡臥自寧。

清代繆希雍《神農本草經疏》云：酸棗仁專補肝膽，亦復醒脾，從其類也。熟則芳香，香氣入脾，故能歸脾。能補膽氣，故可溫膽。母子之氣相通，故亦主虛煩，煩心不得眠。

各家論述：

（1）主心腹寒熱，邪結氣聚，四肢痠疼，溼痹。久服安五臟。（《神農本草經》）

（2）無毒。主治煩心不得眠，臍上下痛，血轉久泄，虛汗煩渴，補中益肝氣，堅筋骨，助陰氣，令人肥健。（《名醫別錄》）

（3）主心腹寒熱，邪結氣聚，四肢痠疼溼痹，煩心不得眠，臍上下痛，血轉久泄，虛汗煩渴，補中益肝氣，堅筋骨，助陰氣，令人肥健。久服安五臟。（《湯液本草》）

（4）主肝病，寒熱結氣，酸痹久泄，臍下滿痛之症。其仁甘而潤，故熟用療膽虛不得眠、煩渴虛汗之證；生用療膽熱好眠，皆足厥陰、少陽藥也。（《本草綱目》）

（5）酸棗仁得木之氣而兼土化，故其實酸平，仁則兼甘，氣味勻齊，其性無毒，為陽中之陰。入足少陽、手少陰、足厥陰、太陰之經。專補肝膽，亦復醒脾，從其類也。熟則芳香，

香氣入脾，故能歸脾。能補膽氣，故可溫膽。母子之氣相通，故亦主虛煩，煩心不得眠。其主心腹寒熱，邪結氣聚，及四肢痠疼溼痹者，皆脾虛受邪之病，脾主四肢故也。膽為諸臟之首，十一臟皆取決於膽，五臟之精氣皆稟於脾。故久服之，功能安五臟，輕身延年也。《別錄》主煩心不得眠，臍上下痛，血轉久泄，虛汗煩渴，補中益肝氣，堅筋骨，助陰氣，能令人肥健者，緣諸證悉由肝、膽、脾三臟虛而發，膽主升，肝藏血，脾統血，三臟得補，久而氣增，氣增則滿足，故主如上功能也。（《神農本草經疏》）

（6）酸棗仁，味酸，性平，無毒，入心、脾、肝、膽四經。主筋骨痠疼，夜臥不寧，虛汗煩渴，安和五臟，大補心脾。炒熟去皮尖研用。生者治嗜臥不休。惡防己。按棗仁味酸，本入肝經，而心則其所生者也，脾則其所制者也，膽又其相依之腑也，宜併入之。《聖惠方》云膽虛不眠，寒也，炒熟為末，竹葉湯調服，蓋以肝膽相為表裏，血虛則肝虛，肝虛則膽亦虛，得熟棗仁之酸溫，以旺肝氣，則木來剋土。脾主四肢，又主困倦，所以令人多睡，又《濟眾方》云膽實多睡，熱也，生研為末，薑茶湯調服，亦以棗仁秋成者也，生則得全金氣，而能制肝木，肝木有制，則脾不受侮，而運行不睡矣。（《雷公炮製藥性解》）

（7）味微甘，氣平。其色赤，其肉味酸，故名酸棗。其仁居中，故性主收斂而入心。多眠者生用，不眠者炒用。寧心志，止虛汗，解渴去煩，安神養血，益肝補中，收斂魂魄。（《景岳全書》）

(8) 酸棗仁味甘而潤，熟則收斂津液，故療膽虛不得眠，煩渴虛汗之證；生則導虛熱，故療膽熱好眠，神昏倦怠之證。足厥陰、少陽經藥，兼入足太陰脾經。按酸棗本酸而性收，其仁則甘潤而性溫，能散肝、膽二經之滯，故《本經》治心腹寒熱，邪氣結聚，痠痛，血痹等證皆生用，以疏利肝脾之血脈也。

蓋肝虛則陰傷而煩心，不能藏魂，故不得眠也。傷寒虛煩多汗，及虛人盜汗，皆炒熟用之，總取收斂肝脾之津液也。歸脾湯用以滋養營氣，則脾熱自除。單用煮粥，除煩益膽氣，膽氣寧而魂夢安矣。今人專以為心家藥，殊昧此理。(《本經逢原》)

(9) 棗肉味酸，肝之果也。得東方木味，能達肝氣上行，食之主能醒睡。棗仁形圓色赤，稟火土之氣化。火歸中土，則神氣內藏，食之主能寤寐。《本經》不言用仁，而今時多用之。心腹寒熱，邪結氣聚者，言心腹不和，為寒為熱，則邪結氣聚。棗仁色赤象心，能導心氣以下交，肉黃象土，能助脾氣以上達，故心腹之寒熱邪結之氣聚可治也。土氣不達於四肢，則四肢痠痛。火氣不溫於肌肉，則周身溼痹。棗仁稟火土之氣化，故四肢痠痛，周身溼痹可治也。久服安五臟，輕身延年。言不但心腹和平，且安五臟也。五臟既安，則氣血日益，故又可輕身延年。(《本草崇原》)

(10) 酸，平，入足厥陰，兼入手少陰經血分。收肝脾之液，以滋養營氣。斂心膽之氣，以止消渴。補君火以生胃土，強筋骨以除痠痛。得人參、茯苓，治盜汗（無火可用）；得生地、

五味子，斂自汗（心火盛不用）。配辰砂、乳香，治膽虛不寐（有火勿用）；配地黃、粳米，治骨蒸不眠（棗仁止用一錢）。去殼。治不眠，炒用。治膽熱不眠，生用。止煩渴盜汗，醋炒。醒脾，臨時炒用。恐助火，配二冬用。肝旺煩躁，肝強不眠（服之肝氣斂火亦盛），心陰不足，致驚悸者（血本不足，斂之益增煩躁），俱禁用。世醫皆知棗仁止汗，能治不眠。豈知心火盛，汗溢不止，膽氣熱，虛煩不眠。陰虛癆瘵症，有汗出上焦，而終夜不寐者，用此治之，寐不安，而汗更不止。（《得配本草》）

（11）心中煩不得臥，黃連阿膠湯主之，虛煩不得眠，酸棗仁湯主之。同是心煩，同是不寐，兩方無一味之同，豈不得臥、不得眠有異耶？抑心中煩與虛煩固不同耶？夫寐，謐也，靜謐無聲也（《釋名》），眠猶瞑也（《後漢書‧馮衍傳》注《玉篇》「眠瞑同」），泯也，泯泯無知也（《釋名》），臥猶息也（《後漢書‧隗囂傳》注），僵也（《廣雅釋詁》）。是寐者能臥而未必安靜，眠者且能熟寐而無知，不得臥則或起或寢，並不能安於床蓆矣。於此見虛煩不得眠，雖亦靜謐，但時多擾亂也，心中煩不得臥，則常多擾亂，且不得靜謐矣。夫寐係心與腎相交，能靜謐而時多擾亂，乃腎之陰不繼，不能常濟於心，常多擾亂而不得靜謐，乃邪火燔盛，縱有腎陰相濟，不給其爍，況一為傷寒，本係急疾之病，且少陰病僅在二三日以上，其急疾抑又可想，一為虛勞，則本緩痾虛證。故其治法，瀉火滋陰，相去霄壤，一以阿膠、雞子黃安心定血，而外並主以苦燥之芩連，

開陰之芍藥，一以酸棗仁、茯苓啟水上滋，而外更益以甘潤之知母，開陽之川芎。豈可同日語哉！故後世用酸棗仁諸方，始終只治不睡，並無他歧相攪，乃立異者或以為生用能醒睡，是牽合陶隱居之說，以簡要濟眾一方為據，不知其方用酸棗仁止一兩，用蠟茶至二兩，且以生薑汁塗炙，是以茶醒睡，用酸棗仁為反佐，若據此為醒睡之典，則麻黃湯中有治中風自汗之桂枝，亦可謂為止汗耶？或以為酸棗仁治不寐，乃治邪結氣聚之不寐，是牽合《本經》之文，且謂未有散邪結氣聚之物，能使衛氣入臟而就安寢者，不思仲景用酸棗仁湯，明明著「虛勞虛煩不得眠」之語，虛煩不得眠，猶可目為邪結氣聚耶？虛勞亦豈邪結氣聚可成者耶？縱邪結氣聚，亦可成虛勞，則此不得眠，且將與梔子豉湯證相比矣，若謂衛氣不得歸臟，又與半夏秫米湯相比矣，仲景又何別用酸棗仁湯為哉？（《本經疏證》）

（12）酸棗叢生而氣薄，氣薄則發泄，味酸亦泄，啖之使陽不得入於陰，故醒睡。仁則甘平，甘平由酸而來，性故微斂而微守。酸棗肝藥，仁不能大戾乎棗，亦必入肝。皮赤則入心，內黃則入脾。酸棗仁自當為心、肝、脾三經之藥。心得之則神安，肝得之則魂藏，脾得之則思靖，其治不得眠，尚有何疑？獨是酸棗仁湯治虛勞虛煩不得眠，則更有進焉。按梔子豉湯證，亦為虛煩不得眠，而彼為有傷寒餘邪，此由於虛勞，故加虛勞字以別之。勞之為病，其脈浮大，手足煩，陰寒，精自出，酸削不能行。此云虛煩不得眠，脈必浮而微數。蓋陽上淫而不下則煩，陰下虧而

不上則不得眠,其責在腎。非酸棗仁收攝浮陽,不能使心肝脾咸循其職。故推酸棗仁為君,而臣以知母滋腎之液,茯苓泄腎之邪,擾心之煩可不作矣。而心腎不交,猶未足以成寐。後世醫者,必將以遠志配棗仁,為一降一升之法。不知遠志乃陰中昇陽之藥,此非陽不升而實陰不升,既以棗仁攝之,知母滋之,茯苓泄之,陰中之陰,自有能升之理。特三物皆下行,而腎陰向上之機不能有滯,故又加芎藭通陰陽以利之,甘草居中宮以和之,標之曰酸棗仁湯者,以酸棗仁為首功也。(《本草思辨錄》)

(13) 酸棗仁,《本經》主煩心不得眠,今醫家兩用之,睡多生使,不得睡炒熟,生熟辨爾頓異。而胡洽治振悸不得眠,有酸棗仁湯,酸棗仁二升,茯苓、白朮、人參、甘草各二兩,生薑六兩。六物切,以水八升煮取三升,分四服。《深師》主虛不得眠,煩不可寧,有酸棗仁湯,酸棗仁二升,蝭母、乾薑、茯苓、芎藭各二兩,甘草一兩炙,並切,以水一斗,先煮棗,減三升後,納五物,煮取三升,分服。一方,更加桂一兩。二湯酸棗並生用,療不得眠,豈便以煮湯為熟乎。(《本草圖經》)

(14) 酸棗仁,均補五臟,如心氣不足,驚悸怔忡,神明失守,或腠理不密,自汗盜汗;肺氣不足,氣短神怯,乾咳無痰;肝氣不足,筋骨拳攣,爪甲枯折;腎氣不足,遺精夢泄,小便淋瀝;脾氣不足,寒熱結聚,肌肉羸瘦;膽氣不足,振悸恐畏,虛煩不眠等症,是皆五臟偏失之病,得酸棗仁之酸甘而溫,安平血氣,斂而能運者也。(《本草彙言》)

2. 知母

知母苦甘、性寒，入肺、腎、胃經。善於滋陰潤燥、清熱除煩。《神農本草經》云其「主消渴熱中、除邪氣」。

《雷公炮製藥性論》云其主治「心煩躁悶」，《日華子本草》則云其可「補虛乏、安心、止驚悸」。各家論述：

（1）味苦，寒。主消渴，熱中，除邪氣，肢體浮腫，下水，補不足，益氣。（《神農本草經》）

（2）主治心煩躁悶，骨熱勞往來，生產後褥勞，腎氣勞，憎寒虛損，患人虛而口乾，加而用之。（《雷公炮製藥性論》）

（3）知母稟天地至陰之氣，故味苦氣寒而無毒。《藥性論》：兼平，《日華子》：兼甘，皆應有之。入手太陰、足少陰經。苦寒能除煩熱，至陰能入骨，故主消渴熱中，除邪氣。脾腎俱虛則溼熱客之，而成肢體浮腫，肺為水之上源，腎屬水，清熱滋肺金，益水臟，則水自下矣。補不足者，清熱以滋金水之陰，故補不足。熱散陰生，故益氣。苦寒至陰之性，煩熱得之即解，故療傷寒，久瘧煩熱，及脅下邪氣。凡言邪者，皆熱也。膈中惡，即邪惡之氣中於膈中也。風汗者，熱則生風，而汗自出也。內疸者，即女勞色疸也。熱火既散，陰氣即生，故主上來諸證也。多服令人泄者，陰寒之物，其味復苦，則必傷脾胃生發之氣，故作泄也。（《本草經疏》）

（4）知母入足陽明、手太陰，其用有四：瀉無根之腎火，

療有汗之骨蒸，止虛勞之熱，滋化源之陰。仲景用此入白虎湯治不得眠者，煩躁也。煩出於肺，躁出於腎，君以石膏，佐以知母之苦寒，以清腎之源，緩以甘草、粳米，使不速下也。又凡病小便閉塞而渴者，熱在上焦氣分，肺中伏熱，不能生水，膀胱絕其化源，宜用氣薄味薄淡滲之藥，以瀉肺火、清肺金而滋水之化源。若熱在下焦血分而不渴者，乃真水不足，膀胱乾涸，乃無陰則陽無以化，法當用黃柏、知母大苦寒之藥，以補腎與膀胱，使陰氣行而陽自化，小便自通。(《珍珠囊補遺藥性賦》)

(5) 腎苦燥，宜食辛以潤之；肺苦逆，宜食苦以瀉之。知母之辛苦寒涼，下則潤腎燥而滋陰，上則清肺金瀉火，乃二經氣分藥也；黃柏則是腎經血分藥，故二藥必相須而行，昔人譬之蝦與水母，必相依附。(《本草綱目》)

(6) 知母苦寒，氣味俱厚，沉而下降，為腎經本藥。兼能清肺者，為其肅清龍雷，勿使僭上，則手太陰無銷鑠之虞也。瀉有餘之相火，理消渴之煩蒸，凡止咳安胎，莫非清火之用。多服令人泄瀉，令人減食，此唯實火燔灼者，方可暫用。若施之於虛損之人，如水益深矣。蓋苦寒之味，行天地肅殺之令，非長養萬物者也。(《本草通玄》)

(7) 味苦，寒，陰也。其性沉中有浮，浮則入手太陰、手少陰，沉則入足陽明、足厥陰、足少陰也。故其在上，則能清肺止渴，卻頭痛，潤心肺，解虛煩喘嗽，吐血衄血，去喉中腥臭；在中則能退胃火，平消癉；在下則能利小水，潤大便，去膀胱

肝腎溼熱，腰腳腫痛，並治勞瘵內熱，退陰火，解熱淋崩濁。古書言：知母佐黃柏，滋陰降火，有金水相生之義。蓋謂黃柏能制膀胱命門陰中之火，知母能消肺金制腎水化源之火，去火可以保陰，是即所謂滋陰也，故潔古、東垣皆以為滋陰降火之要藥。繼自丹溪而後，則皆用以為補陰，誠大謬矣。夫知母以沉寒之性，本無生氣，用以清火則可，用以補陰則何補之有？

第其陰柔巽順，似乎有德，倘元氣既虧，猶欲藉此以望補益，是亦猶小人在朝，而國家元氣日受其削，有陰移焉而莫之覺者，是不可不見之真而辨之早也。(《景岳全書》)

(8) 知母沉降，入足少陰氣分，及足陽明、手足太陰，能瀉有餘相火，理消渴煩蒸。仲景白虎湯、酸棗湯皆用之。下則潤腎燥而滋陰，上則清肺熱而降煩。但外感表證未除，瀉痢燥渴忌之。脾胃虛熱人誤服，令人作瀉減食，故虛損大忌。近世誤為滋陰上劑，勞瘵神丹，因而夭枉者多矣。《本經》言除邪氣肢體浮腫，是指溼熱水氣而言。故下文云：下水，補不足，益氣，乃溼熱相火有餘，爍灼精氣之候，故用此清熱養陰，邪熱去則正氣復矣。(《本經逢原》)

(9) 知母苦寒，清肺胃氣分之熱，熱去則津液不耗，而陰自潛滋暗長矣。然仲聖云，胃氣生熱，其陽則絕。蓋胃熱太盛，則陰不足以和陽，津液漸乾，而成枯燥不能殺穀之病，其陽則絕者，即津液涸竭也。清其熱，俾陽不絕，則救津液之藥，雖謂之補陽也可。乃後人以為寒涼之品，非胃家所喜，諄諄戒勿

第二章　臨床藥學基礎

輕用，輒從事於香燥溫補之藥者何哉？（《重慶堂隨筆》）

（10）知母味苦，性寒，液濃而滑，其色在黃白之間。故能入胃以清外感之熱，伍以石膏可名白虎（二藥再加甘草、粳米和之，名白虎湯，治傷寒溫病熱入陽明）；入肺以潤肺金之燥，而肺為腎之上源，伍以黃柏兼能滋腎（二藥少加肉桂向導，名滋腎丸），治陰虛不能化陽，小便不利。為其寒而多液，故能壯水以制火，治骨蒸勞熱，目病胬肉遮掩白睛，為其液寒而滑，有流通之性，故能消瘡瘍熱毒腫疼。《本經》謂主消渴者，以其滋陰壯水而渴自止也。謂其主肢體浮腫者，以其寒滑能通利水道而腫自消也。謂其益氣者，以其能除食氣之壯火而氣自得其益也。知母原不甚寒，亦不甚苦，嘗以之與黃耆等分並用，則分毫不覺涼熱，其性非大寒可知。又以知母一兩加甘草二錢煮飲之，即甘勝於苦，其味非大苦可知。寒、苦皆非甚大，而又多液，是以能滋陰也。有謂知母但能退熱，不能滋陰者，猶淺之乎視知母也。是以愚治熱實脈數之證，必用知母，若用黃耆補氣之方，恐其有熱不受者，亦恆輔以知母，唯有液滑能通大便，其人大便不實者忌之。（《醫學衷中參西錄》）

（11）知母寒潤，止治實火，瀉肺以泄壅熱，肺癰燥咳宜之，而虛熱咳嗽大忌。清胃以救津液，消中癉熱宜之，而脾氣不旺亦忌。通膀胱水道，療淋濁初起之結熱，伐相火之邪，主強陽不痿之標劑。熱病之在陽明，煩渴大汗，脈洪裏熱，佐石膏以掃炎熇；瘧證之在太陰，溼濁薰蒸，汗多熱甚，佐草果以泄脾

熱。統詳主治，不外實熱有餘四字之範圍。(《本草正義》)

（12）知母能益陰清熱止渴，人所共知，其能下水，則以古人用者甚罕，後學多不明其故……《千金》、《外臺》兩書用知母治水氣各一方。《千金》曰：有人患水腫腹大，其堅如石，四肢細，少勞苦足脛即腫，少飲食便氣急，此終身之疾，服利下藥不瘥者，宜服此藥，微除風溼，利小便，消水穀，歲久服之，乃可得力，瘥後可常服。其所用藥，則加知母於五苓散中，更增鬼箭羽、丹蔘、獨活、秦艽、海藻也。《外臺》曰：《古今錄驗》澤漆湯，療寒熱當風，飲多暴腫，身如吹，脈浮數者。其所用藥，則澤瀉、知母、海藻、茯苓、丹蔘、秦艽、防己、豬苓、大黃、通草、木香也。其曰：除風溼，利小便，曰：療寒熱當風，飲多暴腫。可見《本經》所著下水之效，見於除肢體浮腫，而知母所治之肢體浮腫，乃邪氣肢體浮腫，非泛常肢體浮腫比矣。正以寒熱外盛，邪火內著，渴而引飲，火氣不能化水，水遂氾濫四射，治以知母，是泄其火，使不作渴引飲，水遂無繼，蓄者旋消，由此言之，仍是治渴，非治水也。於此，見凡腫在一處，他處反消瘦者，多是邪氣勾留，水火相阻之候，不特《千金方》「水腫、腹大、四肢細」，即《金匱要略》中桂枝芍藥知母湯，治「身體尪羸，腳腫如脫」亦其一也。《金匱方》邪氣水火交阻於下，《千金方》邪氣水火交阻於中。阻於下者，非發散不為功，阻於中者，非滲利何由泄，此《千金方》所以用五苓散，《金匱方》所以用麻黃、附子、防風，然其本則均

為水火交阻，故其用桂、朮、知母則同也，桂、朮治水之阻，知母治火之阻，於此遂可見矣。(《本經疏證》)

3. 川芎

川芎氣味辛溫、芳香，入肝、膽和心包經。功可調暢氣機，疏達肝氣。川芎能入血分，可舒解心火之躁煩，並可疏肝調氣，達肝氣之鬱結。方中川芎之辛散和酸棗仁之酸收伍用，既可補肝體，又可順肝用，二藥配合，具有養血調肝安神之妙。

各家論述：

(1) 味辛，溫。主中風入腦，頭痛，寒痹，筋攣緩急，金創，婦人血閉無子。(《神農本草經》)

(2) 味辛，性溫，無毒。升也，陽也。其用有二：上行頭角，助清陽之氣，止痛；下行血海，養新生之血，調經。(《雷公炮製藥性賦》)

(3) 潔古云：補血，治血虛頭痛之聖藥也。治妊婦數月胎動，加當歸，二味各二錢，水二升，煎至一升，服之神效。《主治祕訣》云：性溫，味辛苦。氣味厚薄，浮而升，陽也。其用有四，手少陽引經一也，諸經所痛二也，助清陽之氣三也，去溼氣在頭四也。(《本草發揮》)

(4) 芎藭，血中氣藥也。肝苦急，以辛補之，故血虛者宜之。辛以散之，故氣鬱者宜之。《左傳》言麥曲、鞠窮禦溼，治

河魚腹疾。予治溏瀉每加二味，其應如響也。血痢已通而痛不止者，乃陰虧氣鬱，藥中加芎為佐，氣行血調，其病立止。此皆醫學妙旨，圓機之士，始可語之。

五味入胃，各歸其本臟。久服則增氣偏勝，必有偏絕，故有暴夭之患。若藥具五味，備四氣，君臣佐使配合得宜，豈有此害哉？如芎藭，肝經藥也。若單服既久，則辛喜歸肺，肺氣偏勝，金來賊木，肝必受邪，久則偏絕，豈不夭亡？故醫者貴在格物也。（《本草綱目》）

(5) 川芎稟天之溫氣，地之辛味，辛甘發散為陽，是則氣味俱陽而無毒。陽主上升，辛溫主散，入足厥陰經，血中氣藥。扁鵲言酸，以其入肝也。故主中風入腦頭痛，寒痹筋攣緩急，金瘡，婦人血閉無子。《別錄》除腦中冷動，面上遊風去來，目淚出，多涕唾，忽忽如醉，諸寒冷氣，心腹堅痛，中惡卒急腫痛，脅風痛，溫中內寒。以上諸病，皆病在血分，正以其性走竄，而絕無陰凝黏滯之性，故入血藥上行，而不可多用耳。（《本草經疏》）

(6) 芎藭味辛，氣溫。升也，陽也。無毒……功專療偏頭痛……乃手少陽本經之藥，又入手足厥陰二經。堪佐升麻，升提氣血。止本經頭痛，血虛頭痛之不可遺（餘經頭痛亦宜用，俱各加引經藥）。散肝經諸風，頭面遊風之不可缺。上行頭目，下行血海。通肝經，血中之氣藥也。治一切血，破癥結宿血，而養新血及鼻洪吐血溺血，婦人血閉無娠；治一切氣，驅心腹

結氣，諸般積氣並脅痛痰氣疝氣，中惡卒痛氣塊。排膿消瘀長肉。兼理外科，溫中燥溼散寒，專除外感。(《本草蒙筌》)

(7) 川芎，味辛微甘，氣溫，升也，陽也。其性善散，又走肝經，氣中之血藥也。反藜蘆。畏硝石、滑石、黃連者，以其沉寒而制其升散之性也。芎歸俱屬血藥，而芎之散動尤甚於歸，故能散風寒，治頭痛，破瘀蓄，通血脈，解結氣，逐疼痛，排膿消腫，逐血通經。同細辛煎服，治金瘡作痛。同陳艾煎服，驗胎孕有無三四月後，服此微動者，胎也。以其氣升，故兼理崩漏眩運；以其甘少，故散則有餘，補則不足。唯風寒之頭痛，極宜用之，若三陽火壅於上而痛者，得升反甚。今人不明升降，而但知川芎治頭痛，謬亦甚矣。(《景岳全書》)

(8) 辛溫，無毒……芎藭辛溫，上升，入肝經，行衝脈，血中理氣藥也。故《本經》治中風入腦頭痛等證，取其辛散血分諸邪也。好古言搜肝氣，補肝血，潤肝燥，補風虛。又治一切風氣，血氣，及面上遊風，目疾多淚，上行頭目，下行血海，故四物湯用之者。皆搜肝經之風，治少陽厥陰頭痛，為血虛頭痛之聖藥。助清陽之氣，去溼氣在頭，頭痛必用之藥。血痢已通，而痛不止，乃陰虧氣鬱，藥中加芎藭，氣行血調，其痛立止……凡骨蒸盜汗，陰虛火炎，咳嗽吐逆及氣弱之人不可服。其性辛散，令真氣走泄而陰愈虛也。(《本經逢原》)

(9) 芎藭（專入肝，兼入心包、膽）。辛溫升浮。為肝、膽、心包血分中氣藥。故凡肝因風鬱，而見腹痛、脅痛、血痢、寒

痹、筋攣、目淚，及癰疽一切等症，治皆能痊。（癰從六腑生，疽自五臟成，皆屬血氣阻滯所致。）緣人一身血氣周流，無有阻滯，則百病不生。若使寒淫內搏，則血滯而不行。（為不及，其毒為陰。）熱淫內搏，則血急而妄沸。（為太過，其毒為陽。）氣鬱於血，則當行氣以散血；血鬱於氣，則當活血以通氣，行氣必用芎、歸，以血得歸則補，而血可活，且血之氣，又更得芎而助也。況川芎上行頭目，（元素曰：川芎其用有四，為少陽引經，一也；諸經頭痛，二也；助清陽之氣，三也；去濕氣在頭，四也。）下行血海，其辛最能散邪，血因風鬱，得芎入而血自活，血活而風自滅，又何有毒、有痹、有痛、有鬱，而致病變多端哉。（散肝氣，祛肝風。）是以四物用之以散肝經之風，頭痛必用以除其鬱。（杲曰：頭痛必用川芎，如不瘥，加各引經藥。太陽羌活，陽明白芷，少陽柴胡，太陰蒼朮，厥陰吳茱萸，少陰細辛是也。）然氣味辛竄，能泄真氣，單服久服，令人暴亡。（時珍曰：芎藭，肝經藥也。若單服既久，則辛喜歸肺，肺氣偏勝，金來賊木，肝必受邪，久則偏絕，豈不夭亡。《驗胎法》云：婦人過經三月，用芎數錢為末，空心熱湯調一匙服，腹中微動者是胎，不動者是經閉。）（《本草求真》）

（10）夫曰：虛勞虛煩不得眠，心病也。心屬火而藏神，火者畏水，神則宜安，用茯苓可矣，更用知母之益水，芎藭之煽火，是何為者？殊不知心於卦象離，中含一陰，外包二陽，陽本有餘，陰本不足，況勞者火炎陰竭之候，故值此者，宜益陰

以配陽，不宜泄陽以就陰，然陰被陽隔於中，為益陰藥所不能及，芎藭者，所以達隔陰之陽，陽舒而知母遂與離中一陰浹，而安神利水，繼之以奏績。是二味者，雖列佐使，實為此方樞機矣。說者謂知母益水以濟火，芎藭平木以生火，而不知是方直截簡當，無取乎隔二隔三，此仲景所以為可貴也。(《本經疏證》)

(11) 辛，溫，升浮。入心包、肝，為膽之引經，乃血中氣藥。升陽開鬱，潤肝燥，補肝虛，上行頭目，下行血海，和血行氣，搜風散瘀，調經療瘡，治一切風木為病。(《本草分經》)

(12) 主除腦中冷動，面上遊風去來，目淚出，多涕唾，忽忽如醉，諸寒冷氣，心腹堅痛，中惡，卒急腫痛，脅風痛，溫中內寒。(《名醫別錄》)

(13) 治腰腳軟弱，半身不遂，主胞衣不出，治腹內冷痛。(《藥性論》)

(14) 治一切風，一切氣，一切勞損，一切血，補五勞，壯筋骨，調眾脈，破癥結宿血，養新血，長肉，鼻洪，吐血及溺血，痔瘻，腦癰發背，瘰癧癭贅，瘡疥，及排膿消瘀血。(《日華子本草》)

(15) 氣溫，味辛，補血，治血虛頭痛之聖藥也。(《醫學啟源》)

(16) 性溫，味辛苦，氣厚味薄，浮而升，陽也。其用有四：少陽引經一也；諸頭痛二也；助清之氣陽三也；去溼氣在頭四也。(《主治祕要》)

（17）李杲：頭痛須用川芎，如不癒，加各引經藥。太陽羌活，陽明白芷，少陽柴胡，太陰蒼朮，厥陰吳茱萸，少陰細辛。

（18）芎藭，得細辛療金瘡止痛，得牡蠣療頭風吐逆。（《藥對》）

（19）古方單用芎藭含咀，以主口齒疾，近世，或蜜和作指大丸，欲寢服之，治風痰殊佳。（《本草圖經》）

（20）芎藭，此藥今人所用最多，頭面風不可闕也，然須以他藥佐之。（《本草衍義》）

（21）蒼朮、撫芎，總解諸鬱，隨證加入諸藥，凡鬱皆在中焦，以蒼朮、撫芎開提其氣以升之。假如食在氣上，提其氣則食自降矣，餘皆仿此。（《丹溪心法·六鬱五十二》）

（22）芎藭，上行頭目，下調經水，中開鬱結，血中氣藥也。嘗為當歸所使，非第治血有功，而治氣亦神驗也。凡散寒溼、去風氣、明目疾、解頭風、除脅痛、養胎前、益產後，又症瘕結聚、血閉不行、痛癢瘡瘍、癰疽寒熱、腳弱痿痹、腫痛卻步，並能治之。味辛性陽，氣善走竄而無陰凝黏滯之態，雖入血分，又能去一切風，調一切氣……同蘇葉，可以散風寒於表分，同芪、朮，可以溫中氣而通行肝脾，同歸、芍，可以生血脈而貫通營陰，若產科、眼科、瘡腫科，此為要藥。（《本草彙言》）

（23）芎藭有紋如雀腦，質雖堅實，而性最疏通，味薄氣雄，功用專在氣分，上升頭頂，旁達肌膚，一往直前，走而不守。（《本草正義》）

4. 茯苓

茯苓性味甘淡平，入心、脾和腎經。具有利水、滲溼、健脾、安神之功。

《神農本草經》云其能療「憂恐驚悸」，《名醫別錄》云其具有「益氣力，保神守中」之功。

唐代甄權《藥性論》云其功能「開胃，止嘔逆，善安心神」。另外，虛火煉津為痰，痰氣阻於中焦，導致膽氣不舒也是造成煩而失眠的原因之一。茯苓為除溼聖藥，可使痰化而神安，則虛煩可自除。

各家論述：

（1）味甘，平。主胸脅逆氣，憂恚，驚邪，恐悸，心下結痛，寒熱，煩滿，咳逆，口焦舌乾，利小便。久服安魂魄養神，不飢延年。（《神農本草經》）

（2）味甘而淡，降也，陽中陰也。其用有六：利竅而除溼，益氣而和中，治驚悸，生津液小便多者能止，大便結而能通。（《藥性賦》）

（3）茯苓，本草又言利小便，伐腎邪。至李東垣、王海藏乃言小便多者能止，澀者能通，同硃砂能祕真元，而朱丹溪又言陰虛者不宜用。義似相反，何哉？茯苓氣味淡而滲，其性上行，生津液，開腠理，滋水之源而下降，利小便。故張潔古謂其屬陽，浮而升，言其性也；東垣謂其為陽中之陰，降而下，

言其功也。《素問》云：飲食入胃，游溢精氣，上輸於肺，通調水道，下輸膀胱。觀此，則知淡滲之藥，俱皆上行而後下降，非直下行也。小便多，其源亦異。《素問》云：肺氣盛則便數而欠；虛則欠咳，小便遺數。心虛則少氣遺溺。下焦虛則遺溺。膀胱不利為癃，不約為遺。厥陰病則遺溺，閉癃。所謂肺氣盛者，實熱也，其人必氣壯脈強，宜用茯苓甘淡以滲其熱，故曰：小便多者能止也。若夫肺虛，心虛、胞熱、厥陰病者，皆虛熱也，其人必上熱下寒，脈虛而弱，法當用升陽之藥，以升水降火。膀胱不約、下焦虛者，乃火投於水，水泉不藏，脫陽之證，其人必肢冷脈遲，法當用溫熱之藥，峻補其下，交濟坎離。二證皆非茯苓輩淡滲之藥所可治。故曰：陰虛者不宜用也。仙家雖有服食之法，亦當因人而用焉。

其赤者，瀉心、小腸、膀胱溼熱，利竅行水。(《本草綱目》)

(4) 茯苓得松之餘氣而成，甘淡性平，能守五臟真氣。其性先升後降，入手足太陰、少陰，足太陽、陽明。開胃化痰，利水定悸，止嘔逆泄瀉，除溼氣，散虛熱。《本經》治胸脅逆氣，以其降泄也；憂恚驚悸，心下結痛，以其上通心氣也；寒熱煩滿，咳逆，口焦舌乾，利小便，以其導熱，滋乾流通津液也。《本草》言其利小便，伐胃邪。東垣云：小便多者能止，澀者能通；又大便瀉者可止，大便約者可通。丹溪言陰虛者不宜用，義似相反者，何哉？蓋茯苓淡滲，上行生津液，開腠理，滋水之源，而下降利小便。潔古謂其屬陽，浮而升，言其性也；東垣

言其陽中之陰，降而下，言其功也。《經》言飲食於胃，游溢精氣，上輸於脾，脾氣散精，上歸於肺，通調不道，下輸膀胱。則知淡滲之性，必先上升而後下降，膀胱氣化，而小便利矣。若肺氣盛，則上盛下虛，上盛則煩滿喘乏，下虛則痿躄軟弱，而小便頻。茯苓先升後降，引熱下滲，故小便多者能止也。大便瀉者，胃氣不和，不能分利水穀，偏滲大腸而泄注也。茯苓分利陰陽，則瀉自止矣。大便約者，以膀胱之水不行，膀胱硬滿，上撐大腸，故大便不能下通也。宜茯苓先利小便，則大便隨出也。至若肺虛則遺溺，心虛則少氣遺溺，下焦虛則遺溺，胞遺熱於膀胱則遺溺，膀胱不約為遺溺，厥陰病則遺溺，皆虛熱也。必上熱下寒，當用升陽之藥，非茯苓輩淡滲所宜，故陰虛不宜用也。此物有行水之功，久服損人，八味丸用之，不過接引他藥歸就腎經，去胞中久陳積垢，為搬運之功耳。是以陰虛精滑而不覺，及小便不禁者，皆不可服，以其走津也。其赤者入丙丁，但主導赤而已。其皮治水腫，膚腫，通水道，開腠理，勝於大腹皮之耗氣也。(《本經逢原》)

(5) 茯苓，本松木之精華，借土氣以結成，故氣味甘平，有土位中央而樞機旋轉之功。稟木氣而樞轉，則胸脅之逆氣可治也。稟土氣而安五臟，則憂恚驚恐悸之邪可平也。裏氣不和，則心下結痛。表氣不和，則為寒為熱。氣鬱於上，上而不下，則煩滿咳逆，口焦舌乾。氣逆於下，交通不表，則小便不利。茯苓位於中土，靈氣上薈，主內外旋轉，上下交通，故皆治

之。久服安肝藏之魂，以養心藏之神。木生火也，不飢延年，土氣盛也。(《本草崇原》)

(6) 茯苓(專入脾、胃，兼入肺、肝)。色白入肺，味甘入脾，味淡滲溼。故書皆載上滲脾肺之溼，下伐肝腎之邪。其氣先升(清肺化源)後降(下降利水)。凡人病因水溼而見氣逆煩滿，心下結痛，呃逆嘔吐，口苦舌乾，水腫淋結，憂恚驚恐，及小便或澀或多者(諸病皆從水溼所生而言)。服此皆能有效(故治亦從水溼生義)。故入四君，則佐參、朮以滲脾家之溼，入六味，則使澤瀉以行腎邪之餘，最為利水除溼要藥。書曰健脾，即水去而脾自健之謂也。又曰定魄(肺藏魄)，即水去而魄自安之意也。且水既去，則小便自開，安有癃閉之慮乎？水去則內溼已消，安有小便多見之謂乎！故水去則胸膈自寬，而結痛煩滿不作，水去則津液自生，而口苦舌乾悉去(故效亦從水溼既去而見)。(滲脾肺溼，伐肝胃水邪。)唯水衰精滑，小便不禁，非由水溼致者切忌，恐其走表泄氣故耳。(《本草求真》)

(7) 茯苓氣平，稟天秋降之金氣，入手太陰肺經；味甘無毒，得地中正之土味，入足太陰脾經。氣平味和，降中有升，陰也。胸者肺之分，脅者肝之分，肝主升而肺主降，肺金不足，則氣不降，肝木有餘，則氣上逆，逆於肝肺之分，故在胸脅間也。茯苓入肺，氣平則降，味甘可以緩肝，所以主之。脾為土，肺為金，脾肺上下相交，則五臟皆和，位一身之天地矣。若脾肺失中和之德，則憂恚驚邪恐悸，七情乖戾夭胸，發不中節而

致病，茯苓味甘和脾，氣平和肺，脾肺和平，七情調矣。心下脾之分也，溼熱在脾則結痛，溼熱不除，則流入太陽，而發寒熱，鬱於太陽而煩滿，溼乘肺金而咳逆，茯苓甘平淡滲，所以能燥土伐木清金，治以上諸證也。人身水道不通，則火無制而口焦舌乾矣。茯苓入肺以通水道，下輸膀胱，則火有去路，故止口焦舌乾。水道通，所以又利小便也。肝者，魂之居也，而隨魂往來者神也。久服茯苓，則肺清肅，故肝木和平，而魂神安養也。（《本草經解》）

（8）茯苓氣味俱淡，性平。善理脾胃，因脾胃屬土，土之味原淡（土味淡之理，徐靈胎曾詳論之），是以《內經》謂淡氣歸胃，而《慎柔五書》上述《內經》之旨，亦謂味淡能養脾陰。蓋其效能化胃中痰飲為水液，引之輸於脾而達於肺，復下循三焦水道以歸膀胱，為滲溼利痰之主藥。然其性純良，瀉中有補，雖為滲利之品，實能培土生金，有益於脾胃及肺。且以其得松根有餘之氣，伏藏地中不外透生苗，故又善斂心氣之浮越以安魂定魄，兼能瀉心下之水飲以除驚悸，又為心經要藥。且其伏藏之性，又能斂抑外越之水氣轉而下注，不使作汗透出，兼為止汗之要藥也。其抱根而生者為茯神，養心之力，較勝於茯苓……茯苓若入煎劑，其切作塊者，終日煎之不透，必須切薄片，或搗為末，方能煎透。（《醫學衷中參西錄》）

（9）茯苓一味為治痰主藥。痰之本，水也，茯苓可以利水；痰之動，溼也，茯苓又可行溼。以為其化痰之功實與利水滲溼

攸關，不無道理。然則利水滲溼之品，並非均能化痰，則茯苓之用，亦有所特殊者。（《世補齋醫書》）

（10）陶弘景：茯苓，白色者補，赤色者利。

（11）茯神，此物行水之功多，益心脾不可闕也。（《本草衍義》）

（12）茯苓，淡能利竅，甘以助陽，除溼之聖藥也。味甘平補陽，益脾逐水，生津導氣。（《用藥心法》）

（13）茯苓，伐腎邪，小便多能止之，小便澀能利之，與車前子相似，雖利小便而不走氣。酒浸，與光明硃砂同用，能祕真。（《湯液本草》）

（14）茯苓，仲景利小便多用之，此治暴新病之要藥也，若陰虛者，恐未為相宜。（《本草衍義補遺》）

（15）茯苓生於古松之下，感土木之氣而成質，故其味甘平，性則無毒。入手足少陰，手太陽，足太陰、陽明經，陽中之陰也。胸脅逆氣，邪在手少陰也。憂恚驚邪，皆心氣不足也。恐悸者，腎志不足也，心下結痛，寒熱煩滿，咳逆，口焦舌乾，亦手少陰受邪也。甘能補中，淡而利竅，補中則心脾實，利竅則邪熱解，心脾實則憂恚驚邪自止，邪熱解則心下結痛，寒熱煩滿，咳逆，口焦舌乾自除，中焦受溼熱，則口發渴，溼在脾，脾氣弱則好睡，大腹者，脾土虛不能利水，故腹脹大也。淋瀝者，脾受溼邪，則水道不利也。膈中痰水，水腫，皆緣脾虛所致。中焦者，脾土之所治也，中焦不治，故見斯病。利水實脾，則其證自退矣。開胸腑，調臟氣，伐腎邪者，何莫非利

水除溼，解熱散結之功也……白者入氣分，赤者入血分，補心益脾，白優於赤；通利小腸，專除溼熱，赤亦勝白。(《本草經疏》)

（16）茯苓味甘淡，氣平。性降而滲，陽中陰也。有赤白之分，雖《本草》言赤瀉丙丁，白入壬癸，然總不失為泄物，故能利竅去溼。利竅則開心益智，導濁生津；去溼則逐水燥脾，補中健胃；袪驚癇，厚腸臟，治痰之本，助藥之降。以其味有微甘，故曰補陽。但補少利多，故多服最能損目，久弱極不相宜。若以人乳拌晒，乳粉既多，補陰亦妙。(《本草正》)

（17）白茯苓……假松之真液而生，受松之靈氣而結，稟坤陰最厚，味獨甘淡，甘則能補，淡則能滲，甘淡屬土，用補脾陰，土旺生金，兼益肺氣。主治脾胃不和，泄瀉腹脹，胸脅逆氣，憂思煩滿，胎氣少安，魂魄驚跳，膈間痰氣。蓋甘補則脾臟受益，中氣既和，則津液自生，口焦舌乾煩渴亦解。又治下部溼熱，淋瀝水腫。便溺黃赤，腰臍不利，停蓄邪水。蓋淡滲則膀胱得養，腎氣既旺，則腰臍間血自利，津道流行，益肺於上源，補脾於中部，令脾肺之氣從上順下，通調水道，以輸膀胱，故小便多而能止，澀而能利。(《藥品化義》)

（18）夫氣以潤而行，水以氣而運，水停即氣阻，氣阻則水淤。茯苓者，純以氣為用，故其治咸以水為事，觀於仲景書，其顯然可識者，如隨氣之阻而宣水（茯苓甘草湯）；隨水之淤而化氣（五苓散）；氣以水而逆，則冠以導水而下氣隨之（茯苓桂枝甘草大棗湯、茯苓桂枝白朮甘草湯）；水以氣而湧，則首以下

氣而導水為佐（桂枝五味甘草及諸加減湯）；水與氣並壅於上，則從旁泄而慮傷無過（茯苓杏仁甘草湯、茯苓戎鹽湯、茯苓澤瀉湯）；氣與水偕溢於外，則從內挽而防脫其陽（防己茯苓湯）；氣外耗則水內迫，故為君於啟陽之劑（茯苓四逆湯）；氣下阻則水中停，故見功於妊娠之癇（桂枝茯苓丸、葵子茯苓散）。凡此皆起陰以從陽，布陽以化陰，使清者條鬯，濁者自然退聽，或從下行，或從外達，是用茯苓之旨，在補不在泄，茯苓之用，在泄不在補矣。（《本經疏證》）

（19）茯苓，味甘，平。主胸脅逆氣，憂恚驚邪，恐悸，心下結痛，寒熱煩滿，咳逆，口焦舌乾，利小便。（《神農本草經》）

（20）止消渴，好睡，大腹，淋瀝，膈中痰水，水腫淋結。開胸腑，調臟氣，伐腎邪，長陰，益氣力，保神守中。（《名醫別錄》）

（21）開胃，止嘔逆，善安心神。主肺痿痰壅。治小兒驚癇，心腹脹滿，婦人熱淋。（《藥性論》）

（22）補五勞七傷，安胎，暖腰膝，開心益智，止健忘。（《日華子本草》）

（23）滲水緩脾。（《傷寒明理論》）

（24）氣平，味甘，止消渴，利小便除濕益燥，利腰臍間血，和中益氣為主。治小便不通，溺黃或赤而不利……《主治祕訣》云，性溫，味淡，氣味俱薄，浮而升，陽也。其用有五：止瀉一也；利小便二也；開腠理三也；除虛熱四也；生津液五也。（《醫學啟源》）

（25）王好古：瀉膀胱，益脾胃。治腎積奔豚。

（26）主治悸及肉筋惕，旁治小便不利、頭眩、煩躁。（《藥徵》）

5. 甘草

甘草性味甘、平。入脾、胃和肺經。其功可和中緩急、調和諸藥。

《名醫別錄》曰其：「無毒。主溫中，下氣，煩滿，短氣，傷臟，咳嗽，止渴，通經脈，利血氣，解百藥毒，為九土之精，安和七十二種石，一千二百種草。」

《日華子本草》云其可「安魂、定魄，補五勞七傷，一切虛損。驚悸、煩悶、健忘，通九竅，利百脈，益精養氣，壯筋骨，解冷熱」。《珍珠囊補遺藥性賦》云其能「辛補血養胃」。

《金匱要略》中用於治療水腫的麻黃甘草湯、麻黃附子湯中均有甘草，這是因為溼之邪損傷少陰心氣，而甘草可以補心虛安心神，所以重用甘草配以麻黃、附子，如果棄甘草不用，則實難取效。

方中甘草一藥三功，一可補益中氣，配合茯苓可健運脾氣，以助氣血之化源；再則與酸棗仁相伍，以酸甘化陰，補養肝陰；三則取其甘緩之性，以制約辛燥之川芎，防其疏泄太過。

各家論述：

（1）主五臟六腑寒熱邪氣，堅筋骨，長肌肉，倍力，金瘡尰，解毒。（《神農本草經》）

（2）味甘，平，無毒。生之則寒，炙之則溫。生則分身梢而瀉火，炙則健脾胃而和中。解百毒而有效，協諸藥而無爭，以其甘能緩急，故有國老之稱。（《藥性賦》）

（3）李杲：甘草氣薄味厚，可升可降，陰中陽也，陽不足者補之以甘，甘溫能除大熱，故生用則氣平，補脾胃不足，而大瀉心火；炙之則氣溫，補三焦元氣，而散表寒，除邪熱，去咽痛，緩正氣，養陰血。凡心火乘脾，腹中急痛，腹皮急縮者，宜倍用之。其效能緩急，而又協和諸藥，使之不爭，故熱藥得之緩其熱，寒藥得之緩其寒，寒熱相雜者，用之得其平。

（4）甘草，和中益氣，補虛解毒之藥也。健脾胃，固中氣之虛羸；協陰陽，和不調之營衛。故治勞損內傷，脾虛氣弱，元陽不足，肺氣衰虛。其甘溫平補，效與參、芪並也。又如咽喉腫痛，佐枳、桔、鼠黏，可以清肺開咽；痰涎咳嗽，共蘇子、二陳，可以消痰順氣；佐黃耆、防風，能運毒走表，為痘疹氣血兩虛者，首尾必資之劑。得黃芩、白芍藥，止下痢腹痛；得金銀花、紫花地丁，消一切疔毒；得川黃連，解胎毒於有生之初；得連翹，散懸癰於垂成之際。凡用純熱純寒之藥，必用甘草以緩其勢……寒熱相雜之藥，必用甘草以和其性……高元鼎先生曰：實滿忌甘草固矣，若中虛五陽不布，以致氣逆不下，

滯而為滿，服甘草七劑即通。(《本草彙言》)

（5）甘草，甘平之品，合土之德，故獨入脾胃。蓋土位居中，而能兼乎五行，是以可上可下，可內可外，有和有緩，有補有瀉，而李時珍以為通入十二經者，非也。稼穡作甘土之正味，故甘草為中宮補劑。《別錄》云：下氣治滿。甄權云：除腹脹滿。蓋脾得補則善於健運也。若脾土太過者，誤服則轉加脹滿，故曰脾病。人毋多食甘，甘能滿中，此為土實者言也。世俗不辨虛實，每見脹滿，便禁甘草，何不思之甚耶？(《本草通玄》)

（6）甘草大甘，其功止有補土，《本經》所敘皆是也。又甘能緩急，故麻黃之開泄，必得甘草以監之；附子之燥烈，必得甘草以制之。走竄者得之而少斂其鋒，攻下者得之而不傷於峻，皆緩之作用也。然若病勢已亟，利在猛進直追，如承氣急下之劑，則又不可加入甘草，以縛賁育之手足，而驅之戰陣，庶乎奏功迅捷，覆杯得效。

中滿者忌甘，嘔家忌甘，酒家亦忌甘，此諸證之不宜甘草，夫人而知之矣。然外感未清，以及溼熱痰飲諸證，皆不能進甘膩，誤得甘草，便為滿悶，甚且入咽即嘔，唯其濁膩太甚故耳……又按甘草治瘡瘍，王海藏始有此說……李氏《綱目》亦曰甘草頭主癰腫，張路玉等諸家，亦言甘草節治癰疽腫毒。然癰瘍之發，多由於溼熱內熾，即陰寒之證，亦必寒溼凝滯為患，甘草甘膩，皆在所忌。若泥古而投之，多致中滿不食，則又未見其利，先見其害。(《本草正義》)

（7）成無己云：甘草甘平以除熱。又去脾欲緩，急食甘以緩之，用甘補之人參、白朮之甘，以緩脾氣，調中。（《本草發揮》）

（8）附子理中用甘草，恐其僭上也；調胃承氣用甘草，恐其速下也。二藥用之非和也，皆緩也。小柴胡有柴胡、黃芩之寒，人參、半夏之溫，其中用甘草者，則有調和之意。中不滿而用甘為之補，中滿者用甘為之泄，此升降浮沉也。鳳髓丹之甘，緩腎溼而生元氣，亦甘補之意也。《經》云，以甘補之，以甘瀉之，以甘緩之……所以能安和草石而解諸毒也。於此可見調和之意。夫五味之用，苦直行而泄，辛橫行而散，酸束而收斂，鹹止而軟堅，甘上行而發。如何《本草》言下氣？蓋甘之味有升降浮沉，可上可下，可內可外，有和有緩，有補有泄，居中之道盡矣。（《湯液本草》）

（9）甘草味甘，大緩諸火，黃中通理厚德，載物之君子也。下焦藥少用，恐大緩不能直達。（《本草衍義補遺》）

（10）甘草，生用涼而瀉火，主散表邪，消癰腫，利咽痛，解百藥毒，除胃積熱，去尿管痛，此甘涼除熱之力也。炙用溫而補中，主脾虛滑瀉，胃虛口渴，寒熱咳嗽，氣短困倦，勞役虛損，此甘溫助脾之功也。但味厚而太甜，補藥中不宜多用，恐戀膈不思食也。（《藥品化義》）

（11）甘草，胡洽治痰癖，十棗湯加甘草；東垣治結核，與海藻同用；丹溪治癆瘵，蓮心飲與芫花同行……仲景有甘草湯、甘草芍藥湯、甘草茯苓湯、炙甘草湯，以及桂枝、麻黃、葛根、

青龍、理中、四逆、調胃、建中、柴胡、白虎等湯，無不重用甘草，贊助成功。即如後入益氣、補中、瀉火、解毒諸劑，皆倚甘草為君，必須重用，方能建效，此古法也。奈何時師每用甘草不過二三分而止，不知始自何人，相習成風，牢不可破，殊屬可笑。附記於此，以正其失。(《本草備要》)

(12)《傷寒論》、《金匱要略》兩書中，凡為方二百五十，用甘草者，至百二十方。非甘草之主病多，乃諸方必合甘草，始能曲當病情也。凡藥之散者，外而不內（如麻黃、桂枝、青龍、柴胡、葛根等湯）；攻者，下而不上（如調胃承氣、桃仁承氣、大黃甘草等湯）；溫者，燥而不濡（四逆、吳茱萸等湯）；清者，洌而不和（白虎、竹葉石膏等湯）；雜者，眾而不群（諸瀉心湯、烏梅丸等）；毒者，暴而無制（烏梅湯、大黃䗪丸等）。若無甘草調劑其間，遂其往而不返，以為行險僥倖之計，不異於破釜沉舟，可勝而不可不勝，詎誠決勝之道耶？……金創之為病，既傷，則患其血出不止，既合，則患其腫壅為膿。今日金創腫，則金創之腫而未膿，且非不合者也。《千金方》治金創多係血出不止，箭鏃不出，故所用多雄黃、石灰、草灰等物，不重甘草。唯《金匱要略》王不留行散，王不留行、蒴藋細葉、桑東南根，皆用十分，甘草獨用十八分，餘皆更少，則其取意，正與《本經》吻合矣。甘草所以宜於金創者，蓋暴病則心火急疾赴之，當其未合，則迫血妄行。及其既合，則壅結無所泄，於是自腫而膿，自膿而潰，不異於癰疽，其火勢鬱結，反有甚於

癰疽者。故方中雖已有桑皮之續絕合創，王不留行之貫通血絡者，率他藥以行經脈、貫營衛，又必君之以甘草之甘緩解毒，瀉火和中。淺視之，則曰：急者制之以緩。其實泄火之功，為不少矣……甘草之用生、用炙，確有不同……大率除邪氣、治金創、解毒，皆宜生用。緩中補虛、止渴，宜炙用，消息意會之可矣。(《本經疏證》)

第三章

源流方論解析

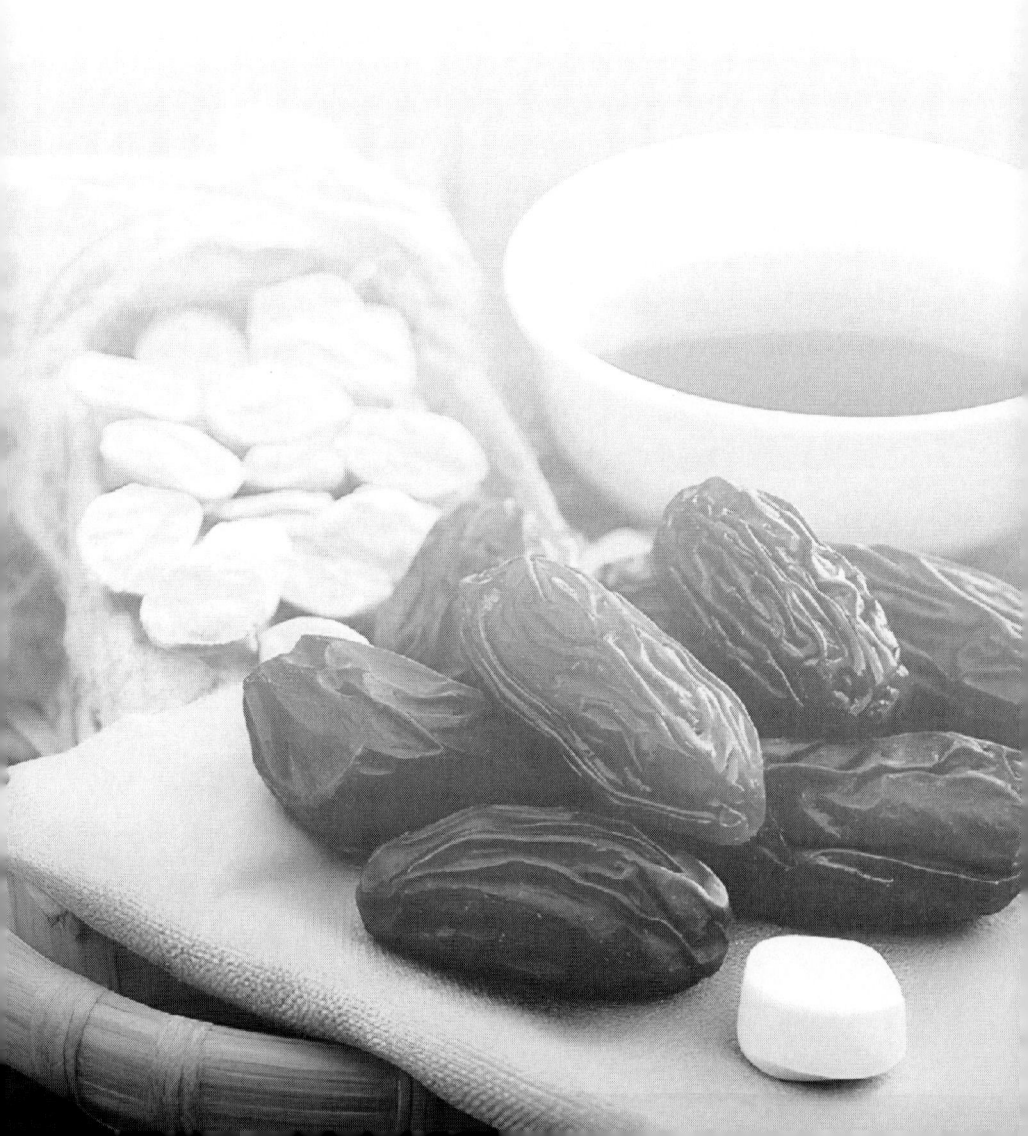

第一節　酸棗仁湯源流

酸棗仁湯出自東漢名醫張仲景《金匱要略·血痹虛勞病脈證并治》，原文第 17 條云：「虛勞虛煩不得眠，酸棗仁湯主之。」該方由酸棗仁（二升）、甘草（一兩）、知母（二兩）、茯苓（二兩）、川芎（二兩），以水八升，煮酸棗仁得六升，納諸藥，煮取三升，分溫三服，主治因肝血不足，虛熱內擾所致的虛煩不寐證。《三因極一病症方論》指出「虛煩」表現：「外熱曰燥，內熱曰煩……其證內煩，身不覺熱，頭目昏疼，口乾咽燥，不渴，清清不寐，皆虛煩也。」《葉氏醫學統旨》云：「虛煩者，心中擾亂，鬱鬱而不寧也。良由津液去多，五內枯燥，或榮血不足，陽勝陰微。」酸棗仁湯所治便是「榮血不足，陽勝陰微」之虛煩失眠。《張氏醫通》云：「虛煩者，肝虛而火氣乘之也。故特取棗仁以安肝膽為主，略加芎藭，調血以養肝；茯苓、甘草，培土以榮木；知母，降火以除煩，此平調土木之劑也。」《成方便讀》認為酸棗仁湯的病機為君火先動而相火隨之，故雖為「虛勞」，不可拘泥於「補」：「夫肝藏魂，有相火內寄。煩自心生，心火動則相火隨之，於是內火擾亂，則魂無所歸。故凡有夜臥魂夢不安之證，無不皆以治肝為主。欲藏其魂，則必先去其邪。方中以知母之清相火，茯苓之滲溼邪，川芎獨入肝家，行氣走血，流而不滯，帶引知、茯，搜剔而無餘。然後棗仁可斂其耗散之魂，甘草以緩其急悍之性也。雖曰虛勞，觀其治法，

第三章　源流方論解析

較之一於呆補者不同也。」清代王子接《絳雪園古方選注》認為酸棗仁湯透過「補母瀉子」以清心火，使神能歸心而寐：「虛煩、胃不和、膽液不足，三者之不寐，是皆虛陽混擾中宮，心火炎而神不定也。故用補母瀉子之法，以調平之。川芎補膽之用，甘草緩膽之體，補心之母氣也；知母清胃熱，茯苓泄胃陽，瀉心之子氣也。獨用棗仁至二升者，取酸以入心，大遂其欲而收其緩，則神自凝而寐矣。」

第二節　現代醫家方論

王付

　　方中酸棗仁補血益肝，養血安神舍魂；茯苓健脾益氣舍魂，寧心安神。川芎行血和血而和神；知母清熱除煩，滋陰而退熱；甘草益氣和中。此方功能補肝益血，清熱定魂。適用於肝陰血虛證。在臨床應用時，以下諸項中，病變證機是辨證的基本要素，前 3 項中只要具備 2 項，即可得出正確診斷，其他可能出現的症狀，可作為辨證的參考，以此可辨為酸棗仁湯方證：①基本症狀，以失眠多夢為基本要點。②臨床特徵，以心煩急躁，或健忘多夢為審證要點。③檢查體徵，以舌質偏紅，苔薄，脈弱或略數為辨別要點。④病變證機，肝陰血虛弱，肝魂、心神不得舍藏而躁動。⑤其他表現，因個體差異可能出現

以下 1 個或幾個症狀：頭暈目眩，或兩目乾澀；睡眠不熟，或稍眠即夢；指甲失澤，或手足煩熱，或耳鳴。

王雪華

　　酸棗仁湯制方依據為「補用酸，助用焦苦，益用甘味之藥調之」，肝陰虛，肝體虛，所以，酸棗仁直接補其本味，入肝；「助用焦苦」，就是炒知母，清心火，取其滋陰清火，清熱除煩之效；「益用甘味之藥調之」，就是茯苓，也可以用茯神，臨證可配伍珍珠母、生龍骨、生牡蠣，甚至石決明、鉤藤等。又肝喜條達而惡憂鬱，所以，酸棗仁湯裡面，體、用兼顧，就是川芎，血中之氣藥，用川芎來理其肝用，使肝氣條達。

中篇

臨証新論

　　本篇從三個部分對酸棗仁湯的臨證進行論述：第一章臨證概論對古代和現代的臨證運用情況進行了整理；第二章介紹經方的臨證思維，從臨證要點、與類方的鑑別要點、臨證思路與加減、臨證應用調護與預後等方面進行展開論述；第三章為臨床各論，從內科、外科、婦科、兒科等方面，以臨證精選和醫案精選為基礎進行詳細的解讀，充分表現了中醫「異病同治」的思想，為讀者提供廣闊的應用範圍。

中篇　臨証新論

第一章

方劑臨證概論

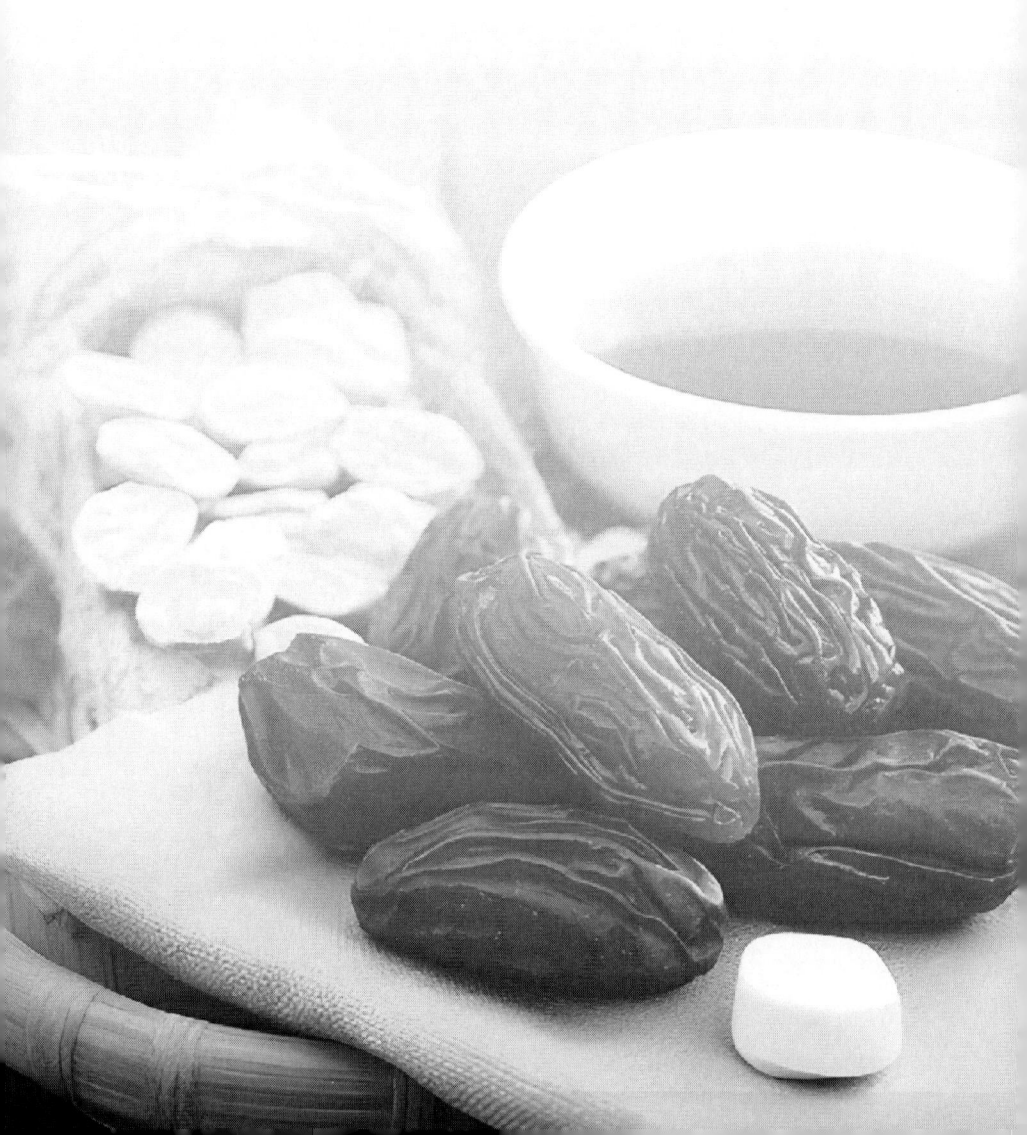

第一節　古代臨證回顧

酸棗仁湯作為一個治療不寐的經典名方，歷代醫家對本方的應用與發揮早已精采紛呈。

一、原方出處

酸棗仁湯出自《金匱要略》，主治虛勞虛煩不得眠，方用：酸棗仁（二升），甘草（一兩），茯苓、知母、川芎（各二兩）。具體煎服方法是：以水八升，煮酸棗仁得六升，納諸藥，煮取三升，分溫三服。

二、其他著作中的記載

（1）《備急千金要方》卷十二膽腑方的「膽虛實第二」中有酸棗湯，主治虛勞煩擾，奔氣在胸中，不得眠。方用：酸棗仁（三升），人參、桂心、生薑（各二兩），石膏（四兩），茯苓、知母（各三兩），甘草（一兩半）。具體煎服方法是：以水一斗先煮酸棗仁取七升，去滓，下藥，煮取三升，分三服。

（2）《千金翼方》卷第十八雜病上的「壓熱第六」中有大酸棗湯，主治虛勞煩悸，奔氣在胸中，不得眠。方用：酸棗仁（五升），人參、茯苓、生薑、川芎、桂心（各二兩），炙甘草（一兩半）。具體煎服方法是：以水一斗二升，煮棗仁取七升，去滓，

納諸藥，煮取三升，分三服。

（3）在《外臺祕要》卷第二「傷寒不得眠方四首」中有深師酸棗湯，主治傷寒及吐下後，心煩乏氣，晝夜不眠。方用：酸棗仁（四升），麥冬（一升去心），甘草（二兩，炙），知母（二兩），茯苓（二兩），川芎（二兩），乾薑（三兩）。具體煎服方法是：以水一斗六升，煮酸棗仁取一斗，去棗納藥，煮取三升，去滓，分溫三服。忌海藻、菘菜、大醋。

（4）《太平聖惠方》卷第二十七「治虛勞心熱不得睡諸方」中有黃芩散，主治虛勞煩熱，不得睡臥。方用：黃芩（三分），知母（一兩），羚羊角屑（一兩），甘草（半兩，炙微赤，銼），白茯苓（一兩），酸棗仁（一兩）。具體煎服方法是：諸藥搗粗羅為散，每服四錢。以水一中盞，入棗三枚，煎至六分，去滓，不計時候溫服。

綜上所述，歷代醫家在酸棗仁湯的基礎上進行加減，在《千金翼方》中減知母，加人參、生薑、桂心，主治多了心悸和奔氣在胸中；《千金要方》減川芎，加石膏、人參、生薑、桂心；《外臺祕要》加麥冬、乾薑；《太平聖惠方》減川芎，加羚羊角、黃芩，突出清熱之力。

第二節　現代臨證概述

一、單方妙用

醫案精選

◎案

某，女，18 歲。1995 年 4 月 13 日初診。平素心血不足，常頭暈，目昏，易怔忡、心悸，入寐遲，多夢魘。病起於去年高中入學考失利後，自感升學無望，前途悲慘，少眠，無心進食，飲食若廢。近 5 日，虛煩躁急，徹夜難眠。膚瘦，膚色白而隱現枯黃，乏澤，舌質淡紅，略乾，口苦，唇淡白，目光乏神而滿含悲鬱，語聲低微，語出遲緩，脈沉細無力。診斷為憂鬱性精神官能症，證屬心血虛；予酸棗仁湯加減。

處方：酸棗仁 60g，甘草 9g，知母 12g，茯苓 15g，川芎 9g。

首煎加水 1,100ml，煎約 400ml，第二、第三煎均加水 900ml，煎約 350ml，每日 3 次，分別於早飯前，午、晚飯後服用（服法下同）。服 10 劑，虛煩、躁急、難眠等症狀消失。

二、多方合用

本方在臨床中應用廣泛，常與其他經方、後世方合方應用。與經方合方舉如下：

酸棗仁湯合甘麥大棗湯治療腦中風後遺症、甲狀腺功能亢進症、精神失常症、心血管精神官能症、亞健康失眠；合黃連阿膠湯治療憂鬱症、恐懼症、眩暈、慢性疲勞症候群；合交泰丸治療老年失眠症；合天麻鉤藤飲治療高血壓併失眠；合炙甘草湯、桂枝甘草龍骨牡蠣湯治療心室性期前收縮；合柴芩溫膽湯治療夢遊症；合芍藥甘草湯治療血虛型痤瘡；合導赤散治療性病恐懼症；合左歸丸治療圍停經期症候群等。

醫案精選

◎案

李某，女，43 歲。1992 年 9 月 28 日初診。患者半年前因工作調動，精神憂鬱，情緒不寧，經中西醫治療未癒。1 週前復因精神刺激而病情加重。刻診：神情憂鬱憂慮，面容憔悴，易怒善哭，多善疑慮，兩脅脹痛，少寐多夢，苔薄，舌質紅，脈細弦無力。心肺檢查正常，腦血流圖未見異常。此屬中醫鬱證，乃久鬱化火傷陰，心肝失養，腎水不濟而致。治擬滋陰清火，養血柔肝，佐以疏利氣機。

處方：炒知母、當歸、朱茯神各 10g，酸棗仁 12g，炙甘草 3g，川芎 6g，黃芩 6g，黃連 3g，白芍 10g，柴胡 4g，製香附、鬱金、阿膠（烊化）各 10g，雞子黃 1 個，7 劑。

二診：藥後情緒較舒展，諸症均減輕，但夜臥易醒，遇有重音憂心膽怯，食慾不振，原方加煅龍骨、煅牡蠣各 12g，浮小麥、焦山楂、焦神曲各 10g，14 劑。

三診：14劑服後，神情自如，睡眠正常。藥證相合，以鞏固療效，續服 7 劑。隨訪半年未見復發。

按鬱證雖多，皆因氣不周流，法當以順氣為先，然氣鬱日久，持續不癒的鬱證病患者，往往化火傷陰耗血。故本案方中以滋陰養血安神的酸棗仁、茯苓、甘草、阿膠、芍藥、雞子黃，配以清熱除煩的黃連、黃芩、知母為主，再佐以疏肝解鬱的柴胡、香附、鬱金、川芎而獲良效。

◎案

某，女，2007 年 12 月 5 日初診。由其丈夫及親屬陪同，就診時，患者默坐，一言不發，面色青白，頭髮散亂。其丈夫代訴患者近 1 個月來，每夜 2 點，必起床無聲地行走，時間約 1 小時，當問及發病原因時，其家屬補充道，患者丈夫從事屠夫工作，凌晨起床多在兩、三點，影響了患者睡眠，患者要求分床而睡，遭到患者丈夫拒絕，並因此吵架，從此患者出現失眠，後逐漸發展到夜間行走，白天也不同於常人，常常發呆，無法做一些正常的家事工作，故由家屬帶來就診。刻診：表情淡漠，納差，大便少，小便尚可。舌質淡，苔白膩，脈細弦。四診合參，診斷該患者應為肝鬱犯脾，痰溼中阻，併肝血不足，肝魂不安本位，出現睡行症。治療當疏肝解鬱，化溼去痰健脾，兼補肝血安魂。方予柴芩溫膽湯合酸棗仁湯。

處方：柴胡 10g，黃芩 10g，法半夏 10g，太子參 15g，合歡皮 10g，遠志 10g，茯苓 10g，石菖蒲 15g，竹茹 10g，枳

實 10g，青皮 5g，陳皮 5g，酸棗仁 25g，生龍骨 30g，生牡蠣 30g，川芎 5g，炙甘草 5g。5 劑，水煎服，每日 1 劑。

囑其丈夫親自煎藥，送服患者。二診時，患者丈夫敘述病情，患者已不走出門外，遊走時間較前縮短，納食稍增。舌苔見退，脈細弦。效不更方，繼服 7 劑。三診時，患者丈夫告知病情，患者已不遊走，睡眠能夠安睡。詢問病情，已能簡單對答。後加調補氣血之品，調理月餘，患者痊癒。後隨訪，無復發。

按夢遊症現代醫學又稱睡行症，古代醫案少有記載，清代徐大椿稱其為遊魂證，對其發病原因略而不詳，治療只有大法，沒有方藥，在臨床中運用柴芩溫膽湯合酸棗仁湯治癒該患者，主要考慮到患者有明顯的情致致病因素，而「肝主怒」為七情之首，因此合用二方，從肝論治，獲得了較好的臨床療效。

◎案

黎某，女，67 歲。2004 年 9 月 20 日初診。患者患高血壓病 8 年，神經衰弱 13 餘年。曾服 Nifedipine、Nitrendipine 等藥，血壓一度控制，自行停藥，未監測血壓。2 個月前頭昏頭痛加重，測血壓（BP）150/100mmHg（1mmHg = 0.133kPa），服 Nifedipine 緩釋片，血壓有所控制，但頭昏沉、失眠多夢，需服 Diazepam，夜間才能入睡，故前來診治。刻診：失眠多夢，心煩急躁，心悸健忘，頭暈目眩，面紅目赤，疲倦乏力，手足心熱，大便乾結。舌紅、苔黃、脈弦細。證屬肝腎陰虛，肝陽

上亢。治以補益肝腎，養血安神。方予酸棗仁湯合天麻鉤藤飲加減。

處方：酸棗仁 20g，茯神、生石決明（先煎）、川芎、杜仲、桑寄生、益母草各 10g，知母、黃芩、鉤藤（後下）、懷牛膝、梔子各 12g，天麻、生龍骨（先煎）、生牡蠣（先煎）各 15g，生甘草 3g。每日 1 劑，水煎 2 次，分 3 次服。

守方加減服 40 餘劑，夜間能入睡 6 小時左右。隨訪 1 年，血壓控制在理想範圍，睡眠品質尚好。

按本患者高血壓合併失眠，症見多夢、心悸健忘、頭暈目眩、面紅目赤，係肝腎陰虛，肝陽上亢；舌紅、苔黃，脈弦細，為陰虛內熱之徵象。故選用酸棗仁湯合天麻鉤藤飲加減。方中酸棗仁養心益肝，安神定志；茯神助酸棗仁安神；黃芩、知母、梔子清熱除煩，以折亢陽；生龍骨、生牡蠣、生石決明潛陽安神；川芎調肝血，疏肝氣；天麻、鉤藤平肝息風；懷牛膝、杜仲、桑寄生補益肝腎；益母草活血利水；生甘草和中緩急、調和諸藥。兩方相互為用，故療效顯著。

第二章

方劑臨證思維

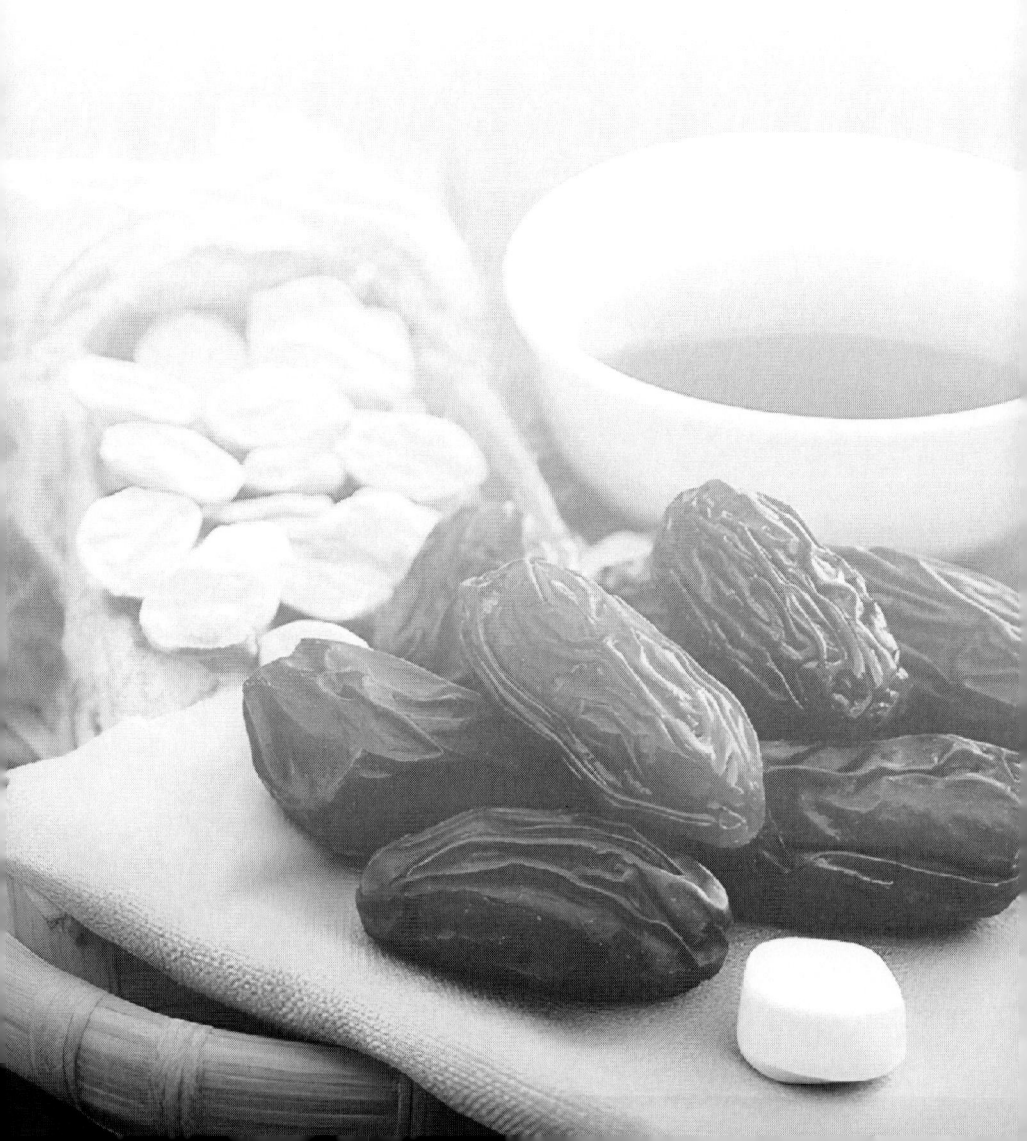

中篇　臨証新論

一、臨證要點

1. 原文主治病症

本方在《傷寒論》中條文中出現的主要症狀是「虛勞虛煩不得眠」。

「虛勞虛煩」——《三因極一病症方論》指出「虛煩」表現：「外熱曰燥，內熱曰煩……其證內煩，身不覺熱，頭目昏疼，口乾咽燥，不渴，清清不寐，皆虛煩也。」

「不得眠」——即不寐，失眠。

魂藏於肝，「肝藏魂，人寤則魂遊於目，寐則魂返於肝，若陽浮於外，魂不入肝，則不寐」，肝開竅於目，人體在清醒時，魂遊於目，透過視覺去感知外界的事物，形成一種有意識的認知活動，入睡時則魂歸於肝；神藏於心，《靈樞・本神》：「肝藏血，血舍魂……脾藏營，營舍意……心藏脈，脈舍神……肺藏氣……氣舍魄……腎藏精，精舍志。」陽魂依靠精氣血滋養，夜臥時血歸於肝，則魂亦歸肝，若肝陰心血不足，則神魂不能歸藏，血不養魂，則魂失不內收，故而出現虛煩不寐。其主要症狀是虛煩不眠，病程較長，另外以方測證當兼見情緒激動，頭目昏眩，口渴咽乾，舌紅少苔等症，證屬心肝陰血虧虛，心神失養；治當養陰清熱，寧心安神；方用酸棗仁湯。

2. 酸棗仁湯方證

功用：補肝益血，清熱定魂。

適用證型：肝陰血虛證。

臨床應用：以下諸項中，病變證機是辨證的基本要素，前3項中只要具備2項，即可得出正確診斷，其他可能出現的症狀，可作為辨證的參考，以此可辨為酸棗仁湯方證。①基本症狀：以失眠多夢為基本要點。②臨床特徵：以心煩急躁，或健忘多夢為審證要點。③檢查體徵：以舌質偏紅，苔薄，脈弱或略數為辨別要點。④病變證機：肝陰血虛弱，肝魂、心神不得舍藏而躁動。⑤其他表現：因個體差異可能出現以下1個或幾個症狀：頭暈目眩，或兩目乾澀；睡眠不熟，或稍眠即夢；指甲失澤，或手足煩熱，或耳鳴。

二、與類方的鑑別要點

酸棗仁湯主要用於肝血不足，虛熱內擾證，臨床表現以虛煩失眠，心悸不安，頭暈目眩，咽乾口燥，舌紅，脈弦細等為主。硃砂安神丸主要用於心火亢盛，陰血不足證，臨床表現以失眠多夢，驚悸怔忡，心煩神亂，或胸中懊憹，舌尖紅，脈細數等為主。天王補心丹適用於陰血不足，心神失養證，臨床表現以心悸怔忡，虛煩失眠，神疲健忘，或夢遺，手足心熱，口舌生瘡，大便乾結，舌紅少苔，脈細數等為主。安神定志丸主

要用於心氣虛弱，痰擾心神證，臨床表現以失眠多夢，心煩不寧，心悸怔忡，健忘頭沉，易驚，神疲乏力，面色不榮為主。黃連阿膠湯主要用於心腎虛熱證，臨床表現以心中煩，不得眠，多夢，口乾舌燥，或汗出，或頭暈，或耳鳴，或健忘，或腰痠，舌紅，少苔，脈細數等為主。

三、臨證思路與加減

在醫案中表現較多的加減運用為：①血虛甚而頭暈目眩重者，加當歸、白芍、枸杞子增強養血補肝之功；②虛火重而咽乾口燥甚者，加麥冬、生地黃以養陰清熱；③若寐而易驚，加龍齒、珍珠母鎮驚安神；④兼見盜汗，加五味子、牡蠣安神斂汗。臨床上酸棗仁湯的加減運用遠不止於此，其整體原則是「觀其脈證，知犯何逆，隨證治之」。

四、臨證應用調護與預後

使用本方時應注意飲食宜清淡，忌生冷、油膩、辛辣、甘甜等物，溼熱內蘊者慎用。同時也需要根據患者需求治療的疾病不同、體質不同，給予不同的調護指導。

第三章

方劑臨床應用

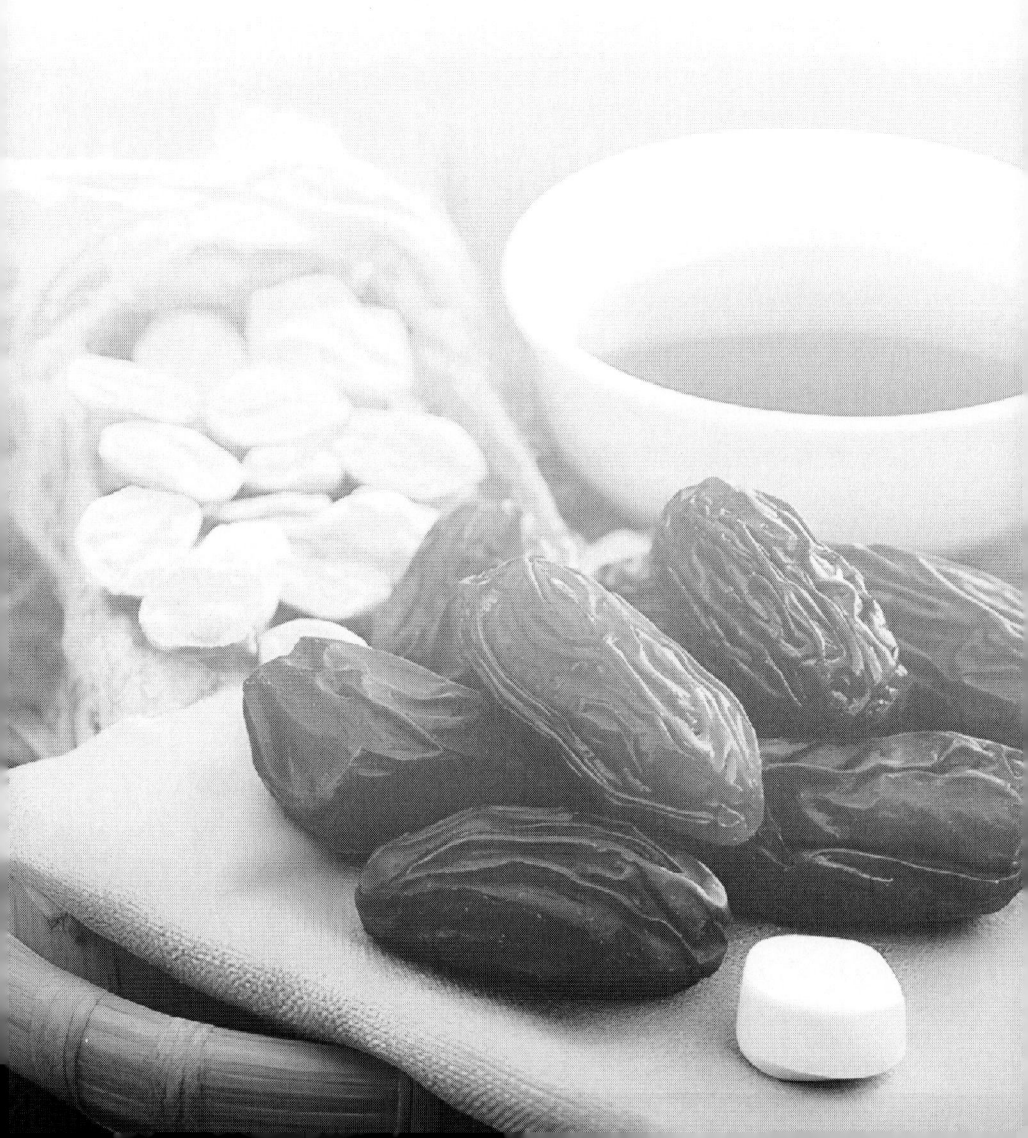

第一節　神經系統疾病

一、失眠

失眠是指患者對睡眠時間和（或）品質不滿足並影響日間社會功能的一種主觀體驗。

西醫認為，本病主要是由於生理或心理因素導致睡眠－覺醒機制的平衡失調，使神經生理功能的抑制作用減弱或易化作用增強，並使參與睡眠－覺醒機制的神經結構發生病理性改變，從而導致失眠症的發生。治療上主要包括藥物治療和非藥物治療。對於急性失眠患者宜早期應用藥物治療。對於亞急性或慢性失眠患者，無論是原發還是繼發，在應用藥物治療的同時應當輔助以心理行為治療，即使是那些已經長期服用鎮靜催眠藥物的失眠患者亦是如此。

中醫認為，失眠是由於心神失養或不安而引起經常不能獲得正常睡眠為特徵的一類病症。失眠在《黃帝內經》中稱為「目不瞑」、「不得眠」、「不得臥」，《難經》稱為「不寐」。《黃帝內經》記載失眠原因有三：①其他病症影響，如咳喘、嘔吐、腹滿使人不得臥。②為邪氣客於衛氣不能入陰所致。如《靈樞‧邪客》曰：「夫邪氣之客人也，或令人目不瞑者……厥氣客於五臟六腑……陰虛，故目不瞑。」③臟腑損傷，陰陽不和則夜寐不安。如《素問‧病能論》曰：「人有臥而有所不安者，何也？岐伯曰，

臟有所傷，及情有所倚，則臥不安。故人不能懸其病也。」

酸棗仁湯一方出自東漢張仲景《金匱要略·血痹虛勞病脈證并治》：「虛勞虛煩不得眠，酸棗仁湯主之。」主要論述了肝陰不足，虛煩不寐的證治。酸棗仁湯中酸棗仁甘酸性平，養肝陰，益心血，主治失眠；配以甘草酸甘化陰，以增強養陰之效；茯苓寧心安神；知母苦甘寒質潤，滋陰清熱除煩，川芎疏達肝之氣血，並能解鬱，其性雖辛溫，但與陰柔酸斂的酸棗仁配伍，可使其方潤而不滯，為動靜結合，靜中有動之法。

曹穎甫在《金匱發微》說：「酸棗仁湯之治虛煩不寐，予既屢試而親驗之矣。特其所以然，正未易明也。胃不和則寐不安，故用甘草、知母以清胃熱。藏血之臟不足，肝陰虛而濁氣不能歸心，心陽為之不斂，故用酸棗仁以為君……酸棗仁能養肝陰，即所以安魂神而使不外馳也，此其易知者也……蓋虛勞之證，每兼失精、亡血，失精者留溼，亡血者留瘀。溼不甚，故僅用茯苓；瘀不甚，故僅用川芎，此病後調攝之方治也。」

酸棗仁西藥藥理研究顯示有鎮靜、鎮痛、催眠、解熱作用。從酸棗仁治療不寐的歷史沿革研究來看，酸棗仁最早的炮製方法是炒法，其生熟異治從宋代開始記載。其後，明代《景岳全書》指出「多眠者生用，不眠者炒用」。《本草綱目》云：「熟用，療膽虛不得眠，煩渴，虛汗之證；生用，療膽熱好眠。」現代藥理學臨床研究證明，酸棗仁生、製品均具有鎮靜、催眠作用，其中的酸棗仁皂苷 A、B 和黃酮類化合物是其主要藥效成

分，但炒製利於有效成分煎出，但不能太過，久炒油枯則易失效。故在治療失眠時候多用炒酸棗仁。

醫案精選

◎案

聶某，男，40歲。2005年3月16日初診。患者近3年來經常失眠，每晚需服用 Estazolam 2～3片方可入睡。近1個月來，家中事煩，失眠愈甚，而前來診治。症見：失眠多夢，頭昏頭重，面色少華，心悸怔忡，體倦食少，口燥咽乾。舌紅、苔薄白，脈弦細。證屬心脾兩虛，陰血不足。治以益氣健脾，養血安神。方予酸棗仁湯合歸脾湯加減。

處方：酸棗仁、黃耆各20g，知母、茯神、白朮、枳實各12g，川芎、當歸、遠志、香附各10g，炙甘草6g。每日1劑，水煎2次，分3次服。6劑。

二診：睡眠時間增加至4小時左右，前方加首烏藤20g、合歡皮10g，再投6劑。

三診：睡眠時間增加至5小時左右，前方去香附，續服6劑。後以此方加減又服30餘劑，症狀基本消除。隨訪半年，諸症未有復發。

按本案患者係心脾兩虛，陰血不足，故用酸棗仁湯合歸脾湯加減治療。患者因勞累太過，損傷心脾，心傷則心血暗耗，神不守舍；脾傷則無以化生精微，營血虧虛，心神失養而致不寐。《景岳全書·不寐》云：「無邪而不寐者，必營氣之不足也，

營主血,血虛則無以養心,心虛則神不守舍。」方中白朮、炙甘草益氣健脾；當歸、黃耆補氣生血；遠志、酸棗仁、茯神養心安神；香附、枳實疏肝理氣，川芎調氣行血；知母清熱除煩。全方相輔相成，使頑疾得癒。

◎案

何某，男，37歲。2008年5月12日初診。患者失眠4年，每晚睡眠時間不足3小時，且睡前需服用Estazolam片，由開始之1片已增至3片，效果仍不顯著，遂來就診。症見：入寐困難，心煩多夢，頭暈耳鳴，腰膝痠軟，健忘，口苦，遺精。舌紅、少苔，脈細數。觀其脈症，證屬肝腎陰虛。治以補腎養肝，鎮靜安神。方予酸棗仁湯合二至丸加味。

處方：酸棗仁20g，茯苓、白芍、熟地黃、女貞子、墨旱蓮各15g，首烏藤、知母、五味子、丹參、柴胡、川芎各10g，枸杞子20g，黃柏、陳皮各9g，甘草6g。每日1劑，水煎2次，分3次服，並囑患者停服Estazolam片，6劑。

二診：每晚已能睡3.5～4小時，夜夢減少，守前方，減熟地黃為10g，去陳皮、五味子，再投6劑。

三診：每晚已能睡4～5小時，夜夢已明顯減少，去黃柏，再投6劑，後連續服藥2週，睡眠恢復正常，伴隨症狀亦消失，隨訪半年未再復發。

按人的正常睡眠是人體陰陽協調的結果，正如《靈樞‧口問》所言：「陽氣盡，陰氣盛，則目瞑；陰氣盡而陽氣盛，則

寐矣。」《靈樞・邪客》云：「陰虛故目不瞑。」可見陰陽平衡對於人體正常睡眠十分重要。因此，失眠治療的目的就是調和陰陽，而酸棗仁湯合二至丸加味正是以滋補肝腎、滋陰潛陽為主，從而達到氣血陰陽調和、安神定志的目的。方中酸棗仁、川芎酸收辛散並用，以顧全肝之體陰用陽之性；熟地黃、女貞子、墨旱蓮補益肝腎；黃柏清熱瀉火；茯苓、知母寧心滋腎並施，還有水火既濟之功；首烏藤、五味子、枸杞子有養血滋陰、鎮靜安神之功；因久病必瘀，加入丹參活血祛瘀除煩，柴胡、白芍養血疏肝，調暢氣機，使氣血調和；陳皮使補而不滯；甘草調和諸藥，故使陰陽和，氣血暢，失眠自癒。

◎案

周某，男，27歲。2003年12月23日初診。患者原在基層單位工作，因變換工作參加考試而壓力大，漸睡眠欠佳，心煩易躁，心悸、多夢。繼而情緒不穩定，夜難入寐，甚則徹夜不眠，至今2月餘。經多項檢查均正常。西醫診斷：失眠症。中醫診斷：不寐。證屬思慮過度，勞傷心脾，致氣血虧虛，心失所養。治以養血安神，解鬱定志。方以酸棗仁湯加減。

處方：炒酸棗仁30g，丹參、鬱金、石菖蒲各15g，五味子、當歸、茯苓、柴胡、首烏藤、香附、柏子仁、遠志各10g，合歡皮6g，甘草3g。每日1劑，水煎服。

二診：12月30日。症狀改善，夜可入寐，偶有夜醒、多夢、心情好轉。續服5劑，症狀消失。

按失眠症表現形式多樣，或難以入睡，或醒後不易入睡，或睡眠不沉，或多夢早醒，伴有軀體不適症狀。本病中醫學稱之為不寐、不得臥，臨床表現隨因而異，但以思慮過度、勞傷心脾致心神不安為多見。治以養血安神，解鬱定志。治療以炒酸棗仁、當歸、五味子、柏子仁、茯苓、丹參養血安神；佐以柴胡、鬱金、香附、合歡皮、石菖蒲疏肝解鬱，安神開竅；首烏藤、遠志寧心定志；甘草和中緩急。諸藥合用，療效顯著。

二、眩暈

眩暈是由於情志、飲食內傷、體虛久病、失血勞倦及外傷、手術等病因，引起風、火、痰、瘀上擾清空或精虧血少，清竅失養為基本病機，以頭暈、眼花為主要臨床表現的一類病症。眩即眼花，暈是頭暈，兩者常同時並見，故統稱為「眩暈」，其輕者閉目可止，重者如坐車船，旋轉不定，不能站立，或伴有噁心、嘔吐、汗出、面色蒼白等症狀。

西醫認為，本病由病因可分為以下幾類，一是前庭周圍性眩暈，均為真性眩暈一般均有眼震和前庭功能改變，一般由內耳病變、前庭神經病變、前庭神經元炎等引起。二是前庭中樞性眩暈，為腦幹、小腦或頂顳葉病變引起。三是眼源性眩暈，常見原因有屈光異常、眼肌病變、視網膜病變等。四是本體感覺性眩暈，因脊髓後索或腦幹內側丘系病變致本體覺傳入中斷引起。為假性眩暈，伴有肢體深感覺減退，感覺性共濟失調和

肌張力減退等。偶可因腰肌、頸肌痙攣有過多的本體覺衝動傳入中樞所致。五是全身疾患引起的眩暈，常見疾病有心血管疾患，感染、中毒、血液病、代謝障礙（糖尿病、低血糖症、高脂血症）等。六是精神性眩暈，見於神經衰弱、癔症、焦慮症等。西醫對此病的治療主要包括病因治療、一般治療（靜臥，避免聲光刺激，解除精神緊張等）、藥物對症治療以及手術治療。

中醫認為，「諸風掉眩，皆屬於肝」，《臨證指南醫案》曰：「經云，諸風掉眩，皆屬於肝，頭為六陽之首，耳目口鼻，皆係清空之竅，所患眩暈者，非外來之邪，乃肝膽之風陽上冒耳，甚則有昏厥跌仆之虞。」眩暈患者素體陽盛，肝陽上亢，發為眩暈，或因長期憂鬱惱怒，氣鬱化火，使肝陰暗耗，風陽升動，上擾清空，發為眩暈。或腎陰素虧，肝失所養，以致肝陰不足，肝陽上亢，發為眩暈。情志所傷，肝失條達，氣鬱不舒，鬱而化火，火性上炎，或陰虛陽亢擾動心神，神不安寧，以致不寐。肝藏血，血舍魂，若肝血不足，心失所養，魂不守舍，則虛煩不眠，心悸不安，頭暈目眩，咽乾口燥。酸棗仁湯，方中酸棗仁入心肝之經，養血補肝，寧心安神，不但治療失眠、心悸，還可止眩；茯苓寧心安神；知母滋陰清熱；川芎調暢氣機，疏達肝氣，與酸棗仁伍用，酸收辛散，相反相成，具有養血調肝之妙。

醫案精選
◎案

患者，女，52歲。2011年3月19日初診。眩暈乏力3年，加重1個月。素體虛弱，易感外邪，易致內傷。無論何因所傷，均先出現心悸，繼而眩暈乏力，眩暈3年，久治未癒，1個月前又因過度勞累，眩暈加重，不能站立，噁心嘔吐，到某醫院做多項檢查，診斷為梅尼爾氏症，給予70%二硝酸異山梨醇靜脈注射，Diazepam及Flunarizine口服，噁心嘔吐明顯減輕，眩暈無明顯變化，現求中醫診治。刻診：BP 110/75mmHg，心率（HR）92次／分，心律不齊，發作性旋轉性眩暈，波動性併漸進性耳聾伴耳鳴，面色蒼白，汗出，唇甲不華，心悸失眠，神疲懶言，已無噁心及嘔吐；舌質淡，苔薄白，脈細弱。西醫診斷：梅尼爾氏症。中醫診斷：眩暈。辨證：氣血虧虛，清竅失養。治法：益氣養血安神，升發清陽。方藥：酸棗仁湯加味。

處方：炒酸棗仁30g，生龍骨30g，葛根50g，川芎15g，當歸15g，龍眼肉20g，太子參10g，白朮10g，澤瀉30g，炙甘草5g。3劑，每日1劑，水煎服，200ml，每日3次。Cinnazine 25mg，每日2次。

二診：2011年3月22日。上方用3天，眩暈止，睡眠良，心悸明顯消失，可以行走。守方繼服。停用Cinnazine。

三診：2011年4月5日。上方又用14天，BP 115/75mmHg，HR 88次／分，律齊，面色漸潤澤，乏力消失，睡眠良好，無

心悸，其間未發生眩暈，已正常工作。守方又服7劑，諸症悉除。隨訪半年，未復發。

按《靈樞・口問》篇載：「故上氣不足，腦為之不滿，耳為之苦鳴，頭為之苦傾，目為之眩。」《證治彙補・眩暈》篇說：「血為氣配，氣之所麗，以血為榮，凡吐衄、崩漏、產後亡陰，肝家不能收攝榮氣，使諸血失道妄行，此眩暈生於血虛也。」脾胃虛弱，不能健運水穀以生化氣血，以致氣血兩虛，氣虛則清陽不展，血虛則腦失所養，皆能發生眩暈。心傷則陰血暗耗，神不守舍；病因既起於心、脾、肝，又反作用於心、脾、肝，三臟功能減弱，既可造成腦竅失養，清陽不升，濁陰不降，發為眩暈，又可導致不寐及心悸諸症。酸棗仁養心陰，益肝血，安神，可治療心肝陰血虧虛，心失所養所致眩暈、失眠、心悸，伍用川芎、當歸、龍眼肉、太子參則增強氣血雙補之功；葛根生發脾胃清陽之氣，舒緩頭頸經脈，加之生津之功，既可止眩，又可間接補益氣血、養血、安神、除悸；生龍骨透過平肝熄風，鎮驚安神而止眩、安神、除悸；白朮健脾益氣；澤瀉利水滲溼；甘草解毒和中，調和諸藥。全方共奏益氣補血，升發清陽之功，可止眩、安神、除悸。

◎案

患者，男，38歲。2011年4月2日初診。高脂血症5年，眩暈、心悸1年，加重2週。平素膽怯心悸，胸悶氣短，頭重如裹，2週前因過勞及嗜食肥甘使眩暈加重伴嚴重失眠及心悸，口服Betahistine及Diazepam片稍有緩解，現求中醫診治。刻診：

眩暈，頭重如裹，不寐，膽怯易驚，心悸乏力；舌淡紅，苔白膩，脈濡滑；總膽固醇（TC）7.11mmol/L，三酸甘油酯（TG）2.72mmol/L，低密度蛋白（LDL）4.55mmol/L，高密度膽固醇（HDL）1.02mmol/L。西醫診斷：高脂血症；眩暈症。中醫診斷：脂濁；眩暈。辨證：心膽氣虛，痰濁阻絡。治法：止眩，安神定志，降脂化濁。方藥：酸棗仁湯加減。

處方：炒酸棗仁20g，太子參10g，遠志15g，石菖蒲15g，茯苓10g，知母15g，川芎10g，葛根50g，生龍骨30g。3劑，每日1劑，水煎服，每次200ml 每日3次。Cinnazine 25mg，每日3次。

二診：2011年4月5日。上方用3天，自述服藥1小時後，眩暈止，能自由行走，睡眠好轉，心悸減輕。上方加木香15g、枳實15g、陳皮15g、薑半夏10g、虎杖10g、澤瀉30g，繼續口服，停用Cinnazine。

三診：2011年4月19日。上方又用14天，頭重如裹消失，睡眠良好，無膽怯心悸，二便通調。守方又服28天，血脂明顯下降，諸症悉除。隨訪半年，未復發。

按心虛則心神不安，膽虛則善驚易怒，失眠，心悸；痰濁矇蔽清陽則眩暈頭重如裹。治以止眩，安神定志，降脂化濁。初診以止眩，安神定志，除悸為主，二診加入化痰降濁中藥，消除高脂血症。木香、枳實、澤瀉、陳皮、半夏、虎杖均有較好的降血脂作用。

◎案

劉某，女，50歲。1990年4月5日初診。患者身體素虛，貧血，4個月前因一子突然死亡而悲傷過度，連續徹夜不眠。嗣後常感頭暈脹痛，午後面赤升火，心悸怔忡，尤以緊張時更甚。曾在某醫院治療，效果不明顯。刻診：眩暈，伴心煩失眠盜汗，大便偏乾，神疲，口乾，舌紅少津，脈細弦。BP 161/98mmHg。綜合證情乃心肝血虛，髓海空虛，陰虧火擾，水火不濟而致。治以滋水涵木清火，養血安神除煩。方用酸棗仁湯加減。

處方：生地黃、杭白芍、阿膠（烊化）、當歸各10g，五味子3g，酸棗仁20g，炒知母15g，煅龍骨、煅牡蠣、珍珠母各12g，天麻10g，雞子黃1個（沖），黃連3g，黃芩、川芎各6g，丹參、茯苓各10g，甘草3g，7劑。

二診：服藥後，BP 143/88mmHg，眩暈減輕，睡眠好轉，仍守前法續服21劑，諸症均消。

按本案貧血又加憂思鬱結，傷及心肝陰血，致陰虛火熾，下及腎陰。故方中用酸棗仁湯以養血調肝，寧心安神；以黃連阿膠湯育陰清熱，交濟水火；再佐潛陽熄風的龍骨、牡蠣、珍珠、天麻等以收全功。

附：梅尼爾氏症

梅尼爾氏症是一種特發性內耳疾病，在西元1861年由法國醫師普羅斯珀·梅尼埃（Prosper Menière）首次提出。該病主要的病理改變為膜迷路積水，臨床表現為反覆發作的旋轉性眩

量、波動性聽力下降、耳鳴和耳悶脹感。本病多發生於 30～50 歲的中青年人，兒童少見。男女發病無明顯差別。雙耳患病者占 10%～50%。

梅尼爾氏症的病因目前仍不明確。1938 年 Hallpike 和 Cairns 報導本病的主要病理變化為膜迷路積水，目前這一發現得到了許多學者的證實。然而膜迷路積水是如何產生的卻難以解釋清楚。目前已知的病因包括以下因素：各種感染因素（細菌、病毒等）、損傷（包括機械性損傷或聲損傷）、耳硬化症、梅毒、遺傳因素、過敏、腫瘤、白血病及自身免疫病等。由於梅尼爾氏症病因及發病機制不明，目前尚無使本病痊癒的治療方法。目前多採用調節自律神經功能、改善內耳微循環、解除迷路積水為主的藥物治療及手術治療。

醫案精選

梁某，男，54 歲。1997 年 3 月 26 日初診。患者自述患本病已 3 年餘，不定時發作，發作前無明顯誘因。經某醫院神經科檢查無異常發現，耳鼻喉科檢查鼓膜正常，確認為梅尼爾氏症。今早起床時突然眩暈、感覺天旋地轉，人欲跌倒，頭昏腦脹，眼不能轉視，耳鳴，噁心嘔吐。檢查：患者面色蒼白，兩眼有水平樣震顫，聽力正常，HR 80 次／分，BP 159/95mmHg，舌質淡，苔白稍膩，脈滑兼弦。證屬肝陽上亢化風，痰溼阻遏清竅。治以平肝利溼，安神定志。

處方：酸棗仁90g，澤瀉30g，焦白朮15g，茯苓9g，女貞子9g，川芎9g，五味子9g，懷牛膝9g，代赭石20g，每日1劑，水煎服。

服藥3劑眩暈嘔吐止，耳鳴、眼球震顫消失，諸症好轉，再予原方3劑，諸症消失告癒。

按梅尼爾氏症是臨床常見病，發作時患者十分痛苦，服藥有一定療效但易復發。本病的病因不外乎風、火、痰、溼，早在《素問》中就有「諸風掉眩，皆屬於肝」的論述。目前認為本病本虛標實者居多如陰虛易肝風內動，血少則腦失所養，精虧則髓海不足，其次肝陽上亢化風痰濁阻遏清竅都是導致發生本病的原因。方中酸棗仁以90g大劑量養陰血益心肝安神定志；澤瀉、炒白朮、茯苓健脾、利水、滲溼；女貞子、五味子補腎益陰養肝；川芎、牛膝調和全身氣血，諸藥配伍緊緊切合病因病機故療效顯著。本方一般不進行加減，對單純性梅尼爾氏症以及功能性眩暈症等都有根治之功。

三、頭痛

頭痛是臨床常見的症狀，通常將局限於頭顱上半部，包括眉弓、耳輪上緣和枕外隆突連線以上部位的疼痛統稱頭痛。頭痛病因繁多，神經痛、顱內感染、顱內占位病變、腦血管疾病、顱外頭面部疾病以及全身疾病如急性感染、中毒等均可導致頭痛。發病年齡常見於青年、中年和老年。

第三章　方劑臨床應用

　　本病近年來發病率呈上升趨勢，尤其偏頭痛，一般人群發病率達5%，30歲以下發病者逐年成長，男女患病率之比約為1：4。西醫治療包括止痛藥物治療和非藥物物理治療如物理磁療法、局部冷（熱）敷、吸氧等。相當數量的患者尤其久治不癒者，往往求治於中醫。

　　中醫對頭痛的辨證，雖然病因多端，但不外乎外感和內傷兩大類，蓋頭為「諸陽之會」、「清陽之府」凡五臟精華氣血，六腑清陽之氣，皆上注於頭，故六淫之邪外襲，上犯巔頂，邪氣稽留，阻抑清陽；或內傷諸疾，導致氣血逆亂，瘀阻經絡，腦失所養，均可發生頭痛。頭為清陽之首，若情志所傷，肝鬱化火，或火盛傷陰，肝失濡養，或腎陰不足，水不涵木，導致肝腎陰虧，肝陽上亢；或嗜食肥甘，脾失健運，痰涎內生，上蒙清空，清陽被阻，或久痛入絡，瘀血內停，清陽被擾等皆為頭痛之根本。臨症多見頭痛或眩，或空，或蒙，或痛如針束，舌紅苔膩，脈弦滑等症候者，選酸棗仁湯加減，藉其補血養肝、陰升陽潛以平陽之亢，藉其和血守中、解鬱除煩以息陽之擾。

　　酸棗仁湯出自漢代張仲景《金匱要略》一書，具有養血安神，清熱除煩的功效，現代醫學研究用於治療神經衰弱、精神官能症、更年期症候群等。酸棗仁湯加味治療神經性頭痛妙在重用酸棗仁和川芎，酸棗仁為養血安神藥，歸少陽經，《本草彙言》認為酸棗仁可「斂氣安神，榮筋養髓，和脾運胃」。現代藥理研究，酸棗仁具有鎮靜、催眠、鎮痛、抗驚厥、降溫等作

用。川芎為血中氣藥，現代藥理研究證明含有川芎嗪等成分，可以抑制血管平滑肌收縮，增加大腦和肢體血流量，改善腦及神經系統功能障礙等，具有上行頭目，行氣開鬱，活血止痛的功效，前人有「頭痛不離川芎」之說，與酸棗仁配伍故為治療頭痛的要藥。知母、茯苓寧心安神祛火，甘草調和諸藥，合則祛風通絡，氣血暢通，通則不痛，頭痛自癒。

醫案精選

◎案

　　黃某，女，45歲，教師。1995年患者因鬱悶、心情不暢，開始頭痛，反覆發作3年之久，經服用多種調解神經、止頭痛藥暫時好轉，隨即又發。於1999年3月20日來中醫科門診求治。主訴：近日來頭痛發作加劇，頭部脹感，煩躁易怒，心煩不眠，眠則多夢，易驚醒，頭痛時有重壓，脹痛感。頭痛輕重常與工作疲勞、失眠、情緒不佳等有密切關係。舌苔白，脈弦細而數。投以酸棗仁湯。

　　處方：酸棗仁15g，甘草6g，知母9g，茯苓10g，川芎20g。水煎服，每日1劑，連續5劑。

　　二診：服藥5天後，失眠已癒，頭脹頭痛減輕，效不更方，原方繼服5劑。

　　三診：頭痛已癒，原方繼服5劑鞏固療效，隨訪半年未復發。

　　按《素問・脈要精微論》說：「頭者精明之府。」臨床上之所

以投酸棗仁湯治療頭痛，主要重用川芎，因川芎上行頭目，疏肝散鬱止痛。又有升散之性，為治頭痛之要藥。佐以酸棗仁補肝養血，知母、甘草滋陰降火，以清肝陽；配以茯苓行氣降痰，寧心安神。

◎案

蘇某，女，50歲。2010年4月22日初診。主訴：右側偏頭痛，伴頭暈，心煩4年，加重10天。患者停經已2年，無家族偏頭痛病史。4年前無明顯誘因出現右側偏頭痛，頭暈，心煩易怒，曾到某醫院查頭顱核磁共振（MRI）未見異常。頸顱都卜勒超音波（TCD）示：椎基底動脈流速增高。頸椎X光片示：頸椎生理曲度變直。BP 100/60mmHg。曾間斷服用Flunarizine Hydrochloride膠囊、止頭痛中成藥膠囊等中西藥物，效果均不佳，近10天頭痛加劇，遂前來就診。刻診：右側偏頭痛，悶脹不適，心煩易怒，夜眠較差，口苦，舌紅，苔薄黃而乾，脈弦細。西醫診斷：偏頭痛。中醫診斷：頭痛。證屬肝血虧虛，相火不降，鬱熱內生。治以養肝清熱，滋陰潛陽。給予酸棗仁湯化裁。

處方：炒酸棗仁24g，知母12g，川芎24g，茯苓15g，炙甘草9g，熟地黃12g，半夏12g，石決明18g。每日1劑，囑其加水1,500ml，煎1次，取藥液約600ml，去滓，分3次溫服。

二診：4月28日。連服5劑後頭痛減輕，心煩易怒，口苦明顯減輕，舌質淡紅，苔薄白，上方再進6劑，病遂痊癒，隨訪2年未復發。

按《素問‧風論》有腦風、首風之名，認為頭痛乃外在風邪寒氣犯於頭腦而致。《素問‧五臟生成》提出：「是以頭痛巔疾，下虛上實。」《素問‧方盛衰論》曰：「氣上不下，頭痛巔疾。」《丹溪心法》認為頭痛多因痰與火。肝失疏泄，鬱而化火，肝陽失斂而上亢；脾失健運，痰溼內生，清陽不升，濁陰不降，腦絡失養；腦為髓海，腎精虧耗，封藏失職，相火不降，少陽生發之氣不能疏泄於中，中焦呆滯，化源不足，腦髓失養。故頭痛之病機多與肝、脾、腎三臟的功能失調有關。本病例為中年女性，因肝血虧虛，相火不降，鬱而化熱，痰溼內生，風上擾而致頭痛。方中重用炒酸棗仁以養肝血，助膽經相火下降，重用川芎溫補肝陽以助上升，以培膽經下降之根源。知母清虛熱，使膽經易於下降。茯苓祛脾溼而兼安神，炙甘草培中氣之旋轉，加熟地黃補腎而滋水涵木，加半夏以祛痰降逆，加石決明平肝潛陽，諸藥合用，共奏養肝清熱，滋陰潛陽之功效，相火下降，氣機升降得常，故藥到而病除。

附：三叉神經痛

三叉神經痛是指三叉神經支配區域內反覆發作的短暫性陣發性劇痛。有原發性、繼發性2種。原發性三叉神經痛的病因及發病機制尚不清楚，但多數認為其病變在三叉神經的周圍部分，即在三叉神經半月節感覺根內。根據顯微外科和電鏡觀察，可能與小血管畸形、岩骨部位的骨質畸形等因素有關，使三叉神經根或半月神經節受到機械性壓迫和牽拉，再在供養三叉神經的滋養動脈硬化所致的缺血、髓鞘營養代謝紊亂等誘因

作用下，三叉神經半月節及感覺根發生脫髓鞘性變，導致脫髓鞘的軸突與鄰近無髓鞘纖維之間發生「短路」又轉成傳入衝動，再次傳到中樞，使衝動迅速「總和」起來而引起疼痛發作。繼發性三叉神經痛：係指由各種病變侵及三叉神經根，半月神經節及神經幹所致之三叉神經分布區域的疼痛而言。其特點與原發性三叉神經痛不同，疼痛發作時間持續較長，常可達數分至數十分鐘，或呈持續性疼痛伴陣發性加重。多伴有三叉神經或鄰近結構受累的症狀和體徵，如患側三叉神經分布區域感覺障礙、角膜反射減弱或消失、咀嚼肌無力和萎縮等。有時尚可有其他顱神經損害或神經系統局灶症狀。須做顱底攝影、腦脊液檢查、顱腦 CT、鼻咽部軟組織活體組織檢查等，以明確病因。

臨床上多見於中老年人，40 歲以上者占 70%～80%，女性居多。主要特點如下：①疼痛部位。不超出三叉神經分布範圍，常局限於一側，多累及一支，以第二、第三支最常受累，約占 95%。②疼痛性質。疼痛呈發作性電擊樣、刀割樣、撕裂樣劇痛，突發突止。每次疼痛持續數秒至數十秒。發作間歇期逐漸縮短、疼痛逐漸加重。發作頻繁者可影響進食和休息。③誘發因素及「扳機點」。疼痛發作常由說話、咀嚼、刷牙、洗臉等動作誘發，甚至風吹或響聲也能引起發作。有些患者觸控鼻旁、口周、牙齦、眉弓內端等區域即可引起疼痛發作，這些敏感區域稱為「扳機點」或「觸發點」。麻醉「扳機點」常可使疼痛發作暫時緩解。因此患者為了減免發作常常不敢洗臉、大聲說話，

甚至不敢進食。④體徵：發作時可伴有同側面肌抽搐、面部潮紅、流淚和流涎，故又稱痛性抽搐。疼痛發作時患者常用手揉搓同側面部，久而久之面部皮膚變得粗糙、增厚、眉毛脫落，再因不敢吃飯、洗臉、不修邊幅，患者往往顯得消瘦、面容憔悴、蓬頭垢面、情緒憂鬱。客觀檢查多無三叉神經功能缺損表現及其他局限性神經體徵，但有時由於面部皮膚粗糙、增厚或已做過封閉治療，面部痛覺、觸覺可有減退。

目前西醫主要是依靠藥物治療（Carbamazepine、Phenytoin、維生素 B 群藥物等）、理療、神經阻滯療法、射頻電流經皮選擇性熱凝術以及手術治療。中醫對此病認識雖不悠久，但透過臨床辨證論治，往往可獲得較好療效。

醫案精選
◎案

李某，女，62 歲。1976 年 7 月 6 日初診。3 個月前患右面頰部帶狀皰疹。皰疹脫痂後，三叉神經分布部位疼痛，一日發作十餘次，經抗生素、Phenytoin、針灸及中藥治療不效。刻診：形體瘦弱，面色萎黃，痛苦面容，右側面頰部皮膚粗糙、眉毛稀落，右面頰部陣發性閃電樣針灸般劇烈疼痛，且痛止時有脹感，眩暈耳鳴，口乾苦，心煩易怒，夜寐不寧，食不知味，尿黃便乾，舌紅少苔，脈弦細。此稟體肝血不足，虛陽上擾，右面頰部絡脈因丹毒蝕傷後筋脈失養不和之象。予酸棗仁湯加味治之。

處方：酸棗仁、川芎、茯苓、知母、白芍、菊花各 15g，甘草 5g。共服藥 15 劑，疼痛止，餘恙亦瘥。

按足厥陰肝經的分支，從目系分出，下行於頰裡，環繞口唇，相當於現代醫學三叉神經分布區。帶狀皰疹病毒蝕傷肝經經絡，肝之陰血不足，失其條達之性，三叉神經區脈絡鬱滯不和，故而疼痛如斯。方中酸棗仁、白芍，發揮酸收之用；川芎、菊花，有辛散之能；四藥重用，相反相成，可達到補肝之體、遂肝之用的目的。且酸棗仁湯平調土木，濟益經絡，三叉神經得養，面部絡脈和調，則疼痛止定。

四、精神疾病

憂鬱症

憂鬱症又稱憂鬱障礙，以顯著而持久的心境低落為主要臨床特徵，是心境障礙的主要類型。臨床可見心境低落與其處境不相稱，情緒的消沉可以從悶悶不樂到悲痛欲絕，自卑憂鬱，甚至悲觀厭世，可有自殺企圖或行為；甚至發生木僵；部分病例有明顯的焦慮和運動性激越；嚴重者可出現幻覺、妄想等精神病性症狀。每次發作持續至少 2 週以上，長者甚或數年，多數病例有反覆發作的傾向，每次發作大多數可以緩解，部分可有殘留症狀或轉為慢性。

憂鬱症中醫稱為鬱證，是由於情志不舒、氣機鬱滯所致，以心情憂鬱、情緒不寧、胸部滿悶、脅肋脹痛，或易怒易哭，

或咽中如有異物梗塞等症為主要臨床表現的一類病症。鬱有積、滯、結等含義。鬱證由精神因素所引起，以氣機鬱滯為基本病變，是內科病症中最為常見的一種。

　　鬱證多由情志不舒，氣機鬱滯所致。情志不舒，氣機鬱滯進而可致臟腑失調，血瘀、痰結、食積、火鬱等證隨之而見。久病纏身致情志憂鬱，肝鬱抑脾，耗傷心氣，營血漸耗，心失所養，神失所藏，以致憂鬱傷神。正如《靈樞・本神》云：「心怵惕思慮則傷神。」《靈樞・口問》云：「悲哀愁憂則心動，心動則五臟六腑皆搖。」故在臨床治療中，可選酸棗仁湯為主方，以養血安神，清熱除煩。方中酸棗仁、茯苓養血補肝，寧心安神；知母滋陰潤燥，清熱除煩；川芎活血行氣；甘草補養心氣，和中緩急；臨證再配伍疏肝解鬱之藥，往往可達到滿意療效。

醫案精選

◎案

　　李某，女，43歲。1992年9月28日初診。患者半年前因工作調動，精神憂鬱，情緒不寧，經中西醫治療未癒。1週前復因精神刺激而病情加重。刻診：神情憂鬱憂慮，面容憔悴，易怒善哭，多善疑慮，兩脅脹痛，少寐多夢，苔薄，舌質紅，脈細弦無力。心肺檢查正常，腦血流圖未見異常。此屬中醫鬱證，乃久鬱化火傷陰，心肝失養，腎水不濟而致。治以滋陰清火，養血柔肝，佐以疏利氣機。方用酸棗仁湯加減。

第三章 方劑臨床應用

處方：炒知母、當歸、朱茯神各 10g，酸棗仁 12g，炙甘草 3g，川芎 6g，黃芩 6g，黃連 3g，白芍 10g，柴胡 4g，製香附、鬱金、阿膠（烊化）各 10g，雞子黃 1 個。7 劑。每日 1 劑，水煎服。

二診：藥後情緒較舒展，諸症均減輕，但夜臥易醒，遇有重音憂心膽怯，食慾不振，原方加煅龍骨、煅牡蠣各 12g，浮小麥、焦山楂、焦神曲各 10g，14 劑。

三診：14 劑服後，神情自如，睡眠正常。藥證相合，以鞏固療效，續服 7 劑。隨訪半年未見復發。

按鬱證雖多，皆因氣不周流，法當以順氣為先，然氣鬱日久，持續不癒的鬱證患者，往往化火傷陰耗血。故本案方中以滋陰養血安神的酸棗仁、茯苓、甘草、阿膠、芍藥、雞子黃，配與清熱除煩的黃連、黃芩、知母為主，再佐以疏肝解鬱的柴胡、香附、鬱金、川芎而獲良效。

◎案

李某，女，46 歲。2007 年 11 月 26 日初診。患者 3 年前無明顯原因出現心情鬱悶、憎惡他人及厭惡人生，曾在當地醫院診治，各項檢查均為正常，診為憂鬱症，服穀維素、維生素 B 等效果不佳。近半年情緒愈加難以自控，失眠多夢，故前來診治。症見：失眠多夢，情緒低落，急躁易怒，困倦乏力，手足心熱，胸背惡寒，大便乾結。舌紅、少苔，脈細數。證屬陰血不足，心神被擾。治以滋陰養血，養心安神。方予酸棗仁湯合甘麥大棗湯加味。

處方：酸棗仁 20g，白芍、知母、柴胡、枳實各 12g，茯苓 10g，川芎 9g，淮小麥 15g，大棗 5 枚，生甘草 5g。6 劑，每日 1 劑，水煎 2 次，分 3 次服。

二診：心情略有改善，大便通暢，前方又服 6 劑。

三診：睡眠增加至 4 小時，手足心熱亦除，心情愉快，續服 6 劑。之後，以前方辨證加減再服 15 劑，諸症悉除。

按本案患者失眠多夢，情緒低落，手足心熱，大便乾結，為陰血不足，虛熱內擾，心肝失養，神識不能自主所致。故選用酸棗仁湯與甘麥大棗湯合方加味。方中酸棗仁益血養心，安魂定志；茯苓寧心安神；知母清熱除煩；柴胡、枳實疏肝解鬱，調理氣機；白芍、大棗滋陰養血；川芎行氣理血；淮小麥補益心氣；生甘草益氣和中，調和諸藥。諸藥合用，共奏養心寧神、清心除煩之功，故獲佳效。

◎案

雷某，女，41 歲。2009 年 2 月 18 日初診。患者因長期家庭不和，而出現神志恍惚，失眠，食慾不振等症狀。西醫檢查後診為憂鬱症，經西藥治療數月未效，而轉求中醫就診。症見：不寐，胸悶，心煩，口苦，食則欲嘔。舌紅、苔濁黃厚，脈弦滑數。證屬膽胃不和，痰火上擾。治以清熱化痰，安神除煩。方予酸棗仁湯合黃連溫膽湯加味。

處方：法半夏、枳實、竹茹、知母、石菖蒲各 10g，茯苓 15g，酸棗仁、鬱金各 12g，川芎、遠志、陳皮各 6g，黃連、甘

草各 5g。5 劑，每日 1 劑，水煎 2 次，分 3 次服。

藥後諸症減輕。原方加減繼續治療近 1 個月，諸症均除，隨訪半年未再復發。

按不寐伴胸悶心煩、口苦、食則欲嘔，多為痰熱內蘊，膽胃不和，胃不和則寐不安。用酸棗仁湯合溫膽湯功在清熱化痰，除煩安神。方中酸棗仁性平味酸，入心肝經，養肝寧心；知母、黃連清熱降火除煩；少佐川芎辛散疏肝，調養肝血；鬱金和血行氣、解鬱除煩；法半夏、竹茹清熱化痰；枳實、陳皮、茯苓理氣行氣，燥溼化痰；遠志寧心安神，祛痰開竅；石菖蒲開竅醒神，寧心安神，化溼和胃；甘草和中緩急、調和諸藥。二方合用，可條達肝氣，健運脾土，使痰火自平，心神乃安，失眠自癒。臨床中用於治療痰熱內蘊之不寐者，常獲桴鼓之效。

◎案

牛某，女，56 歲。2006 年 3 月 18 日初診。3 年前無明顯原因出現心情鬱悶、憎惡他人及厭惡人生，曾在當地醫院診治，診為更年期症候群，但服用中西藥效不顯，住院 2 次從精神異常診治亦少效。患者自認為思考清晰，僅不能控制情緒，近半年情緒愈加難以自控，故前來診治。症見：胸中憋悶，情緒低落，急躁易怒，失眠多夢，厭惡人生，困倦乏力，手足心熱，胸背惡寒，大便乾結，舌紅、少苔，脈細數。證屬陰血不足，心陽鬱滯，治以養心安神，通陽滋陰。方以酸棗仁湯合防己地黃湯加味。

處方：酸棗仁（研粉吞服、煎服各半）48g，知母、柴胡、枳實各12g，茯苓6g，川芎15g，防己3g，桂枝、防風各10g，生地黃10g，百合24g，生甘草5g。6劑，每日1劑，水煎，分3次服。

二診：心情略有改善，大便通暢，前方續服6劑。

三診：胸中憋悶減輕，手足心熱除，續服6劑。之後，以前方辨證加減共服60餘劑，諸症悉除。隨訪1年未復發。

按本案患者失眠多夢，手足心熱，大便乾結為陰血不足；胸中憋悶、胸背惡寒為陽氣鬱滯。故選用酸棗仁湯與防己地黃湯合方加味。方中酸棗仁養心益血，安魂定志；茯苓寧心安神；知母清熱除煩；生地黃、百合滋補陰血；防己、桂枝、防風通陽散鬱，並制約生地黃、酸棗仁之滋膩；柴胡、枳實透達鬱熱，調理氣機；川芎行氣理血；生甘草清熱益氣。諸藥合用，養心寧神，清心除煩，故療效顯著。

第二節　循環系統疾病

一、高血壓

高血壓（hypertension）是指以體循環動脈血壓（收縮壓和／或舒張壓）增高為主要特徵（收縮壓≥140mmHg，舒張壓≥90mmHg），可伴有心、腦、腎等器官的功能或器質性損害的

第三章　方劑臨床應用

臨床症候群。

西醫學認為其病因包含以下幾個方面：①遺傳因素。大約60%的半數高血壓患者有家族史。目前認為是多基因遺傳所致，30%～50%的高血壓患者有遺傳背景。②精神和環境因素。長期的精神緊張、激動、焦慮，受噪音或不良視覺刺激等因素也會引起高血壓的發生。③年齡因素。發病率有隨著年齡成長而增高的趨勢，40歲以上者發病率高。④生活習慣因素。膳食結構不合理，如過多的鈉鹽、低鉀飲食、大量飲酒、攝取過多的飽和脂肪酸均可使血壓升高。吸菸可加速動脈粥狀硬化的過程，為高血壓的危險因素。⑤藥物的影響。避孕藥、激素、消炎止痛藥等均可影響血壓。⑥其他疾病的影響。肥胖、糖尿病、睡眠呼吸中止低通氣症候群、甲狀腺疾病、腎動脈狹窄、腎臟實質損害、腎上腺占位性病變、嗜鉻細胞瘤、其他神經內分泌腫瘤等。

臨床上高血壓可分為兩類：①原發性高血壓。是一種以血壓升高為主要臨床表現而病因尚未明確的獨立疾病，占所有高血壓患者的90%以上。②繼發性高血壓。又稱為症狀性高血壓，在這類疾病中病因明確，高血壓僅是該種疾病的臨床表現之一，血壓可暫時性或永續性升高。

原發性高血壓屬中醫學的頭痛、眩暈、中風等範疇。其發病年齡逐漸年輕化，患者多伴有失眠、眩暈、頭痛、心悸等症狀，中醫辨證多屬於本虛標實證，五臟責之於心、肝、脾、

腎，其中肝腎不足尤為突出。中醫認為引發本病的病因病機為：情志失調，憂思惱怒；肝氣鬱結，鬱而化火上鬱於頭；勞傷過度，精血虧耗於下，致肝腎陰虛，肝陽上亢；過食肥甘，損傷脾胃，脾失健運，痰濁內蘊，肝風夾痰，上擾清竅。《素問·至真要大論》有「諸風掉眩，皆屬於肝」。因此，多數醫家認為高血壓的病位主要在肝。肝主疏泄可影響氣機的暢達，情志的調暢，脾胃的運化。若其功能異常，自身氣血陰陽失調可出現：①肝氣鬱結。多因情志所致，高血壓初期多見，臨床主要有氣血失調和情志異常方面的改變，並可出現肝鬱抑脾，肝氣犯胃等兼證，臨床也表現飲食消化功能的異常。②肝火上炎。多因情志不遂，肝鬱化火，火熱邪內犯等導致肝失條達柔順之性，表現為急躁易怒；火熱內擾，神魂不安以致失眠，噩夢紛紜；火性上炎，肝火循經上攻頭目，氣血壅盛，以致出現頭暈脹痛；氣鬱日久化火或肝陽疏泄太過，木火內生皆可致病，臨床多表現陽熱之證。③肝陽上亢。多因肝腎陰虛，肝陽失潛，或惱怒焦慮，氣火內鬱，暗耗陰津，陰不制陽所致。肝腎之陰不足，肝陽亢逆無制，氣血上衝，則眩暈耳鳴，頭目脹痛；陰虛心失所養，神不得安，則見心悸健忘、失眠多夢。④肝風內動。多因肝腎之陰久虧，肝陽失潛而爆發。肝陽化風，肝風內旋，上擾頭目，則天旋地轉，眩暈欲倒；氣血隨風陽上逆，瘀阻絡脈，故頭痛不止；肝腎陰虛，經脈失養，故手足麻木；風陽爆升，氣血逆亂，肝風挾痰上蒙清竅，心神昏瞶，故見突然昏仆，不

省人事等症狀。⑤肝腎陰虛。多由久病失調，房事不節，情志內傷等引起。腎陰虧虛，水不涵木，肝陽上亢則頭暈目眩，耳鳴健忘；虛熱內擾，心神不安，故失眠多夢；內迫營陰，以致夜間盜汗。縱觀之總不離乎肝腎。

醫案精選

◎案

黎某，女，67 歲。2004 年 9 月 20 日初診。患者患高血壓病 8 年，神經衰弱 13 年。曾服 Nifedipine、Nitrendipine 等藥，血壓一度控制，自行停藥，未監測血壓。2 個月前頭昏頭痛加重，測血壓 150/100mmHg，服 Nifedipine 緩釋片，血壓有所控制，但頭昏沉、失眠多夢，需服 Diazepam，夜間才能入睡 2～4 小時，故前來診治。症見：失眠多夢，心煩急躁，心悸健忘，頭暈目眩，面紅目赤，疲倦乏力，手足心熱，大便乾結。舌紅、苔黃，脈弦細。證屬肝腎陰虛，肝陽上亢。治以補益肝腎，養血安神。方予酸棗仁湯合天麻鈎藤飲加減。

處方：酸棗仁 20g，茯神、生石決明（先煎）、川芎、杜仲、桑寄生、益母草各 10g，知母、黃芩、鈎藤（後下）、懷牛膝、梔子各 12g，天麻、生龍骨（先煎）、生牡蠣（先煎）各 15g，生甘草 3g。每日 1 劑，水煎 2 次，分 3 次服。

守方加減服 40 餘劑，夜間能入睡 6 小時左右。隨訪 1 年，血壓控制在理想範圍，睡眠品質尚好。

按本案患者高血壓合併失眠，症見多夢、心悸健忘、頭暈目眩、面紅目赤，係肝腎陰虛，肝陽上亢；舌紅、苔黃，脈弦細，為陰虛內熱之徵象。故選用酸棗仁湯合天麻鉤藤飲加減。方中酸棗仁養心益肝，安神定志；茯神助酸棗仁安神；黃芩、知母、梔子清熱除煩，以折亢陽；生龍骨、生牡蠣、生石決明潛陽安神；川芎調肝血、疏肝氣；天麻、鉤藤平肝熄風；懷牛膝、杜仲、桑寄生補益肝腎；益母草活血利水；生甘草和中緩急，調和諸藥。兩方相互為用，故療效顯著。

◎案

　　何某，女，76歲。2005年11月26日初診。患者患高血壓病20年，神經衰弱10餘年。曾在當地醫院經中西醫治療，血壓仍偏高〔(160～150)/(120～110)/mmHg〕，尤其是失眠未能有效控制，需服西藥或中西藥，夜間才能入睡3～4小時。近1年來服中西藥夜間僅能休息2小時左右，故前來診治。症見：失眠多夢，心煩急躁，心悸健忘，頭暈目眩，面紅目赤，疲倦乏力，手足心熱，大便乾結，舌紅、無苔，脈沉細略數。證屬陰血不足，心腎陰虛，治以滋陰安神，清心固腎。方予酸棗仁湯合黃連阿膠湯加味。

　　處方：酸棗仁（研粉吞服、煎服各半）48g，茯苓、川芎各6g，黃連18g，知母、黃芩、白芍各12g，雞子黃（湯藥稍涼納入）2個，阿膠10g，龍骨、牡蠣各24g，生甘草3g。6劑，每日1劑，水煎2次，分3次服。

二診：失眠略減輕，守前方服6劑。

三診：失眠較前更為好轉，又續服前方6劑。

四診：能入睡3小時多，但飲食不佳，前方加麥芽15g，6劑。之後，守前方加減服40餘劑，夜間能入睡6小時左右，為鞏固療效，前方易湯劑為散劑，每次10g，每天3次，治療4個月。隨訪1年，血壓控制在理想範圍，睡眠品質尚好。

按本案高血壓合併失眠，症見多夢、心悸健忘為陰血不足；再根據手足心熱、大便乾結，辨為心腎陰虛；舌紅、少苔，脈沉細略數為陰虛內熱。故選用酸棗仁湯合黃連阿膠湯加味。方中酸棗仁養心益血，安魂定志；茯苓助酸棗仁安神，又防其滋膩礙脾；白芍、雞子黃、阿膠滋補陰血；黃連、黃芩、知母清熱除煩；龍骨、牡蠣潛陽育陰安神；川芎行氣理血；生甘草清熱補益，和調陰陽。全方相互為用，故療效顯著。

二、冠狀動脈粥狀硬化性心臟病

冠狀動脈粥狀硬化性心臟病是冠狀動脈血管發生動脈粥狀硬化病變而引起血管腔狹窄或阻塞，造成心肌缺血、缺氧或壞死而導致的心臟病，常常被稱為「冠心病」。

冠心病的臨床表現主要有以下幾點：①典型胸痛。因體力活動、情緒激動等誘發，突感心前區疼痛，多為發作性絞痛或壓榨痛，也可為憋悶感。疼痛從胸骨後或心前區開始，向上放

射至左肩、臂，甚至小指和無名指，休息或含服 Nitroglycerin 可緩解。胸痛放散的部位也可涉及頸部、下顎、牙齒、腹部等。胸痛也可出現在安靜狀態下或夜間，由冠脈痙攣所致，也稱變異型心絞痛。如胸痛性質發生變化，如最近出現的進行性胸痛，痛閾逐步下降，以致稍事體力活動或情緒激動甚至休息或熟睡時亦可發作。疼痛逐漸加劇、變頻，持續時間延長，去除誘因或含服 Nitroglycerin 不能緩解，此時往往懷疑不穩定心絞痛。②需要注意。一部分患者的症狀並不典型，僅僅表現為心前區不適、心悸或乏力，或以胃腸道症狀為主。某些患者可能沒有疼痛，如老年人和糖尿病患者。③猝死。約有 3 分之 1 的患者首次發作冠心病表現為猝死。④其他。可伴有全身症狀，如發熱、出汗、驚恐、噁心、嘔吐等。

　　冠心病，屬於中醫胸痹、心痛範疇，是危害老年人健康的疾病之一。失眠，即中醫所謂「不寐」，是由於陽不入陰所引起的經常不易入睡為特徵的病症，主要表現為睡眠時間、深度的不足，輕者入睡困難，或寐而不酣，時寐時醒，或醒後不能再寐，重則徹夜不寐。冠心病患者因心肌缺血、缺氧而引起的心悸、心前區不適和疼痛，易造成心理負擔過重而致失眠，失眠常常導致心悸、氣短等症狀加重，惡性循環，最終導致病情加重。因此，確保睡眠品質對冠心病患者的健康十分重要。

　　胸痹的發生多與寒邪內侵、飲食失調、情志失節、勞倦內傷、年邁體虛等因素有關，同時導致失眠因素頗多，如軀體、

第三章　方劑臨床應用

環境、生物藥劑、個人性格特徵等，臨床最常見的因素是精神緊張、焦慮恐懼、憂鬱等。胸痺的主要病機為心脈痺阻，病位在心，涉及肝、肺、脾、腎等臟。失眠病位在心、肝、脾、腎，病機關鍵在於陽不入陰。冠心病與失眠在病機方面有一定連繫，中醫的胸痺、心痛疾病可以導致患者機體不適，從而使患者失眠而不得臥。如《靈樞・脹論》云「夫心脹者，煩心短氣，臥不安」，而焦慮、不寐等精神因素亦可導致胸痺、心痛的發生，如《諸病源候論・心痺候》說：「思慮煩多則損損心，心虛故邪乘之，邪積而不去，則時害飲食，心中愊愊如滿，蘊蘊而痛，是謂之心痺。」

中醫胸痺心痛疾病「陽微陰弦」與不寐的陰陽失於相交、心神失於濡養、神志不寧是相互影響的。如《金匱要略》云：「夫脈當取太過不及，陽微陰弦，即胸痺而痛。」人體的正常生理狀態為「晝精夜瞑」，睡眠是由陽入於陰，陽不妄動，陰陽調和，所謂失眠即晝不精，夜不瞑。根據經脈循行規律，人體十二經脈循行一周為一天，丑時循行於肝經，「人臥血歸於肝」，若胸中陽氣不足，心陽虛衰，無力推動血脈運行，血行緩慢或凝滯，則心脈不通而致中醫胸痺、心痛疾病的發生；或心血不足，則肝亦無所藏，最終導致心不藏神，肝不藏魂，神魂不藏，則失眠不安；或心陰不足，陰不斂陽，心火偏旺，上擾心神，也可導致失眠。

名醫診治經驗 —— 劉春甫教授
(1) 臨證經驗

　　冠心病與失眠的病位都在心，失眠屬中醫學不寐範疇，冠心病屬胸痺、心痛範疇，二者同屬心系疾病，不寐引發心神失養而又加劇冠心病的臨床症狀。失眠是影響心血管疾病發生、發展及預後的重要危險因素，良好的睡眠對疾病的恢復具有重要作用，二者之間易形成心絞痛－煩躁失眠－心肌缺氧－心絞痛－煩躁失眠的惡性循環。

　　劉春甫在臨床中秉承前人經驗以酸棗仁湯合丹參飲為主清熱養血、行氣安神，佐以活血化瘀之藥治療冠心病心肌缺血伴失眠。酸棗仁湯，最早叫做「酸棗湯」，見於東漢張仲景所著《金匱要略》一書，〈血痺虛勞病脈證并治〉云：「虛勞虛煩不得眠，酸棗仁湯主之。」指出肝血不足、虛熱煩躁的不寐治以養血安神，清熱除煩。酸棗仁湯方中重用酸棗仁，其質甘酸，入心、肝經，達到養血安神、補肝寧心之功；知母滋陰潤燥、清熱除煩；茯神化痰養心安神；川芎與酸棗仁相伍，以其辛散之功，達調肝血助養心之效；炙甘草和中緩急，調和諸藥。丹參飲出自《時方歌括》，藥物有丹參、檀香、砂仁，丹參入心經，可除煩安神，既能活血又能養血以安神定志；檀香芳香辛行，有行氣止痛之功；砂仁辛散溫通，氣味芬芳有行氣溫中之效；丹參飲佐檀香、砂仁，行氣止痛之力較優，但行氣而又不傷陰。因其配伍精當，故劉春甫老師靈活變通，廣泛應用於中老

年胸痹伴不寐，臨床中凡是有心悸，胸悶不舒，虛煩不寐，氣短乏力，稍勞累則加重，有時怕冷，面色偏白或紫暗，或口唇青紫，脈沉細弱或沉遲而澀等症狀就以酸棗仁湯合丹參飲為基礎方加減治療。

(2) 用藥經驗

基本方藥：劉春甫臨床中對於冠心病心肌缺血伴失眠的患者，以酸棗仁湯和丹參飲為基礎方。

處方：酸棗仁 30g，川芎 20g，知母 10g，茯神 15g，丹參 30g，檀香（後下）10g，砂仁（後下）10g，炙甘草 5g。

水煎服，每日 1 劑，午、晚溫服，分別於午飯後 20 分鐘和晚上睡前 60 分鐘各服 1 次。

加減變化：臨床中患者病情複雜，症狀多樣，劉春甫在臨床上遣方用藥靈活多變，有如下規律：心煩易怒，口乾苦者加梔子 10g、竹葉 10g、淡豆豉 20g，或蓮子心 12g、連翹 9g、龍膽草 15g；情緒憂鬱不舒者加合歡花 30g、香附 15g、醋鬱金 15g；氣短乏力倦怠，動則汗出者選加黨參 15g 或太子參 30g、龍眼肉 20g、枸杞子 15g；兼胸悶脘痞，泛酸噯氣，口苦，舌苔黃膩者常加膽南星 12g、竹茹 6g、黃連 9g、連翹 12g、法半夏 15g；視力模糊加沙苑子 15g，枸杞子 10g、密蒙花 10g；兼頭暈頭痛者選加天麻 12g、鉤藤（後下）12g；兼腰膝痠軟，頭暈耳鳴者加熟地黃 12g、山藥 12g、山茱萸 12g、磁石（先煎）

20g、硃砂（沖服）2g；下肢痠軟不適加木瓜 15g、懷牛膝 15g；兼潮熱盜汗，手足心熱，臉發熱者選加仙茅 15g、淫羊藿 15g、當歸 12g、黃柏 9g、百合 30g、生地黃 15g、墨旱蓮 15g、女貞子 15g；兼有出汗多，怕風，易感冒者加黃耆 20g、防風 15g、白朮 15g 或浮小麥 30g、麻黃根 15g、煅牡蠣 30g；血糖高者常用黃連 10g、玄參 10g、麥冬 20g、生地黃 15g；高脂血症加生山楂 30g、生麥芽 20g、茵陳 10g、澤瀉 20g、草決明 15g 以降血脂。

特殊用法：所有患者均可根據失眠症狀的輕重緩急，酌加養心安神或重鎮安神藥，前者用藥如合歡花 30g、柏子仁 15g、首烏藤 30g、遠志 20g、石菖蒲 20g、琥珀（沖服）5g 等；後者如龍齒（先煎）15g、珍珠母（先煎）20g、龍骨 30g、牡蠣 30g 等。

劉春甫對酸棗仁使用劑量為 15～60g，現代研究發現，酸棗仁皂苷作為酸棗仁的主要有效成分之一，具有特殊的催眠作用，大劑量應用酸棗仁更能發揮寧心安神之效，臨床使用中尚未見特殊不良反應。關於酸棗仁是生用還是炒用，劉春甫認為臨床生用與炒用效果一樣，關於《景岳全書》云「多眠者生用，不眠者炒用」，還沒有找到證據。

琥珀甘平，歸心、肝、膀胱經，有鎮驚安神，活血散瘀，利尿通淋之功效。琥珀一般以丸、散劑多用，每次 3～5g。劉春甫臨床多為藥湯送服，最多可用到 5～8g，大劑量的琥珀治

療失眠日久導致的心神不寧，心悸失眠，健忘的患者。因其入心經且質重，達到鎮心安神，效果顯著。而且，劉春甫常常會同時配伍龍骨和牡蠣這個對藥，因其質重能鎮，達重鎮以安神之效，用治心神不安，驚悸怔忡，失眠多夢等症，龍骨、牡蠣有收斂招納之功，並稱之為「引陽入陰」，治療不寐證多有奇效。

此外，劉春甫在治療過程中注重調護脾胃，對不寐日久不癒者，慎用苦寒及陰涼滯胃之品；酌情配伍理氣和胃之品，如佛手、鬱金、合歡花等；酌情配伍養胃健脾之品，如砂仁、白荳蔻、焦神曲、焦麥芽、焦山楂，以達到顧護中州，調養脾胃之效。

注意事項：劉春甫特地囑失眠患者晚餐要清淡，忌飽食、飢餓，亦不宜大量飲水和進食濃茶、咖啡等；注意飲食結構和食物寒熱溫涼的平衡，忌過食溫燥傷陰或寒涼傷胃之品，養成良好的睡眠習慣；調暢情志保持心情愉悅，勞逸結合，養成規律的作息制度；睡前避免從事緊張和興奮的活動，養成定時就寢的習慣，另外注意睡眠環境的安寧，床鋪要舒適、枕頭高低適中、被褥適當、臥室光線要柔和，並努力減少噪音等，去除各種可能影響睡眠的外在因素；注重睡前睡意的培養，睡前喝一杯熱牛奶或一杯加一湯勺白醋的溫開水，亦有助於睡眠。

中篇　臨証新論

醫案精選
◎案

魏某，女，58 歲。2014 年 4 月 19 日初診。主訴：心悸、胸悶、疼痛反覆，伴有煩躁失眠近 1 個月，眩暈，咽乾口燥，大便偏乾，曾查心電圖，顯示 ST-T 改變，服用 Metoprolol、Isosorbide Mononitrate 等藥物治療而無明顯效果。症見：舌質暗紅，苔薄黃，脈弦細。當日複查心電圖示 ST-T 改變（V4-V6），ST-T 段下移近一格（0.1mV）。診斷為「冠心病心肌缺血」，屬肝鬱血虛、心神失養之證，法用行氣止痛、養心安神，方用酸棗仁湯合丹參飲。

處方：炒酸棗仁 30g，茯神 15g，川芎 20g，知母 12g，天麻 10g，丹參 30g，檀香（後下）5g，砂仁（後下）10g，遠志 15g，生地黃 10g，麥冬 10g，琥珀（沖服）5g，炙甘草 5g，酒大黃 5g。水煎服，每日 1 劑，早、晚溫服，共 5 劑。

二診：2014 年 4 月 24 日。胸悶之狀減輕，失眠之狀猶在，但煩躁稍減，大便正常，繼之對原方進行加減，去酒大黃加首烏藤 30g，又服用 1 週，心悸胸悶，煩躁失眠症狀改善。連續服用 4 週，患者不適症狀基本消失，複查心電圖示大致正常。後又服 2 週湯藥以鞏固療效。

按患者心悸胸悶疼痛不適伴煩躁失眠，屬中醫「胸痹」、「不寐」病症。老年人生理功能的低下，氣血津液皆趨於不足，從而進一步影響機體內臟的功能活動，使之紊亂或功能降減。其

第三章 方劑臨床應用

病機為氣血運行不暢，臟腑失於濡養而出現心悸胸悶不適，眩暈及咽乾口燥等症狀。臟腑功能失調而出現陽不入陰，從而引發失眠。加之情志不暢，肝鬱氣滯而引起心悸胸悶不適等症狀加重。治方以酸棗仁湯合丹參飲為基礎行氣止痛、養心安神。方中酸棗仁味酸，補肝之陰血；知母味苦入肺、胃、腎經，性寒滋陰清虛熱，從而清心除煩安神；茯苓、甘草味甘淡歸脾，培補中焦；川芎入肝經通暢氣血。可見，此方不僅調肝，而且心、肝、脾、腎同治。丹參飲中重用丹參，活血祛瘀止痛；檀香善行胸膈脾胃之氣；砂仁和胃行氣諸藥合用，共行活血祛瘀、行氣止痛之功，加天麻配伍川芎為《普濟方》中天麻丸，主治眩暈；加生地黃、琥珀、遠志清熱鎮驚安神。臨床辨治中，以酸棗仁湯為主方，兼證合他方並治，表現了劉春甫整體觀念在中醫治療中的特色。

◎案

范某，男，64歲。2010年5月19日初診。主訴：胸痛胸悶伴有煩躁失眠，頭目眩暈，心悸盜汗，咽乾口燥，1個月有餘，曾查心電圖，顯示ST-T改變，服用Metoprolol等藥物治療而無明顯效果。症見：舌質暗紅，苔薄黃，脈弦或細弱。故證屬肝鬱血虛、心神失養。法用疏肝養血、養心安神。方用酸棗仁湯。

處方：酸棗仁（微炒）30g，黨參15g，茯苓15g，川芎15g，知母12g，甘草6g，柴胡12g，丹參15g，遠志15g，當歸12g，生地黃10g，麥冬10g。每日1劑，共6劑。

中篇　臨証新論

二診：胸悶之狀減輕，失眠之狀猶在，但煩躁減輕。繼之對原方進行加減，又連續服用3週，胸痛胸悶明顯改善，而煩躁失眠症狀消失。

按冠心病，中醫稱胸痹、心痛，是危害老年人健康的可怕疾病之一。患者除了要承受疾病本身帶來的軀體痛苦之外，由於基本上屬於終身性疾病，病程長，易反覆，更易傷肝損脾勞心而伴發失眠，因而還要常常承受因冠心病引發的失眠帶來的痛苦。由於冠心病本身所導致的肢體疼痛會造成入睡困難、睡眠品質不高；加上患者對疾病的擔憂會造成沉重的心理壓力，進而影響睡眠品質；再加上因為長期的病痛折磨會使生活節律發生改變，因而造成冠心病失眠在臨床上非常多見。冠心病患者因為自己處在失眠狀態而出現焦慮情緒，這樣使大腦興奮、腦血流量增加、冠脈血流量減少，與此同時，機體的耗氧量也在增加，冠心病患者因心肌缺血、缺氧而引起的心悸、心前區不適和疼痛，易造成心理負擔過重而致失眠。失眠常常導致心絞痛程度加重，心絞痛又加重失眠，惡性循環，最終導致病情加重。因此，確保睡眠品質對冠心病患者的健康十分重要。

在中醫學看來，人們的睡眠與覺醒之間存在著天人相應、天人合一的道理。《靈樞·口問》云：「陽氣盡，陰氣盛，則目瞑；陰氣盡而陽氣盛則寤矣。」因為陽主畫，主興奮；陰主夜、主安靜。人體之衛氣白天行於陽分，陽氣盛，人就清醒；夜間行於陰分，陰氣盛，人就睡眠。衛氣不斷地由陽入陰，再由陰入陽，故人有交替的寤寐。可見，人體正常的睡眠與清醒是陰

第三章　方劑臨床應用

陽不斷消長盛衰的結果。一旦這個過程遭到破壞，便會出現異常現象。如衛氣不入於陰而留於陽，則陽氣盛陰氣虛，可出現不寐；衛氣留於陰而不得行於陽，則陰氣盛陽氣虛，可見嗜睡。這是睡眠的機制及失眠嗜睡證治的理論依據之一。造成失眠的原因雖多，但不外虛、實兩種。如《景岳全書·不寐》所論：「不寐證雖病有不一，然唯知邪正二字則盡之矣。蓋寐本乎陰，神其主也，神安則寐，神不安則不寐；其所以不安者，一由邪氣之擾，一由營氣之不足耳。」一般而言，由於情志所傷，肝氣鬱結，心火偏亢，氣滯血瘀，或痰火內擾，胃氣不和致令臟腑氣機升降失調，陰陽不循其道，陽氣不得入於陰，心神不安所致者多為實證失眠；若因老年體衰，氣血不足，或病後氣血虧損，陰陽失調，或思慮過度，勞傷心脾，致令心失所養，神無所主，或血虛膽怯，肝失所養，或心腎不交，虛火上擾所致者，多為虛證失眠。但在一定條件下，虛實可以相互轉化，彼此相互影響，形成頑固性失眠。總之，臟腑功能紊亂、邪氣阻滯、氣血陰陽平衡失調、神志不寧是發生失眠的基本病機。而冠心病失眠，則主要是因為陽盛陰虛、陰陽不交所致。清代醫家林佩琴《類證治裁》指出：「陽氣自動而之靜則寐；陰氣自靜而之動則寤。不寐者，病在陽不交陰也。」況且，失眠又與人們的心理、心境、情緒密切相關，《素問·靈蘭祕典論》云：「心者，君主之官，神明出焉。」《靈樞·口問》：「悲哀愁憂則心動，心動則五臟六腑皆搖。」悲哀愁憂等情志致病，對內臟的影響各有所應，心為五臟六腑之大主，七情內傷，心為先導，心神損傷而後涉及其他臟腑。《類經》云：「心為五臟六腑之大主，而總統

魂魄，兼該志意，故憂動於心則肺應，思動於心則脾應，怒動於心則肝應，恐動於心則腎應，此所以五臟唯心所使也。」、「情志之傷，雖五臟各有所屬，然求其所由，則無不從心而發。」清‧費伯雄《醫醇賸義》也說：「然七情之傷，雖分五臟而必歸本於心。」所以生理上的心病必然導致心理上的心病。「心動則五臟六腑皆搖」，於是，惱怒傷肝，肝失疏泄，氣機鬱滯，化火傷陰，肝陰虧虛，心失所養。再加上憂愁思慮，肝氣鬱結，肝氣橫逆，脾失健運，生化乏源，氣血不足，心神失養。總之，冠心病失眠的病機在於心脈痺阻，肝失條達，心血虧虛，虛火上擾。治以活血通痺，疏肝理氣，養心安神。

酸棗仁湯，最早叫做「酸棗湯」，見於東漢張仲景所著《金匱要略》一書。其中記載：「虛勞虛煩不得眠，酸棗仁湯主之。」也就是說，本方是治療因虛煩所致失眠。中醫理論認為，「心藏神」，「肝藏魂」，失眠與心肝二臟關係最為密切。「肝主藏血」，血虛生內熱，虛熱內擾，加之血虛不能養心，則神魂不寧，所以心煩不得眠。因此，酸棗仁湯主治的失眠屬於肝血不足，虛熱內擾，血不養心而致，失眠者常伴有心悸盜汗、頭暈目眩、咽乾口燥、脈細弦等症狀。方中酸棗仁性平，味甘、酸，能補血養肝，益心安神，斂汗；川芎，性溫，味辛，既能活血又能行氣，能調血疏肝；知母，性寒，味苦，質潤，能清熱降火，滋陰除煩；茯苓，性平，甘淡無味，能寧心安神；甘草清熱，調和諸藥。諸藥相配，滋陰養血，清熱降火，調血疏肝，安神除煩，以治療肝血不足，虛熱內擾，肝陽上旋而致虛煩不得眠等症。酸棗仁湯不僅為治療肝血不足引起的失眠提供了有效的

方劑，而且開創了「養血調肝安神法」治療肝血不足失眠的治療原則，用之收效明顯，如響斯應。

◎案

楊某，男，56歲。2004年3月20日初診。患者有冠心病多年，近半年來病情加重而前來診治。症見：胸悶，氣竄脅肋，嘆息則舒，心胸疼痛需拍打緩解，失眠多夢，急躁易怒，飲食不佳，困倦，大便乾結，舌紅、苔薄，脈沉細。證屬陰血不足，心氣鬱滯。治以滋補陰血，行氣解鬱。方予酸棗仁湯合枳實薤白桂枝湯加味。

處方：酸棗仁（研粉吞服、煎服各半）48g，知母、桃仁、厚朴各12g，薤白24g，茯苓、桂枝各6g，瓜蔞、川芎各15g，紅參10g，枳實4g，生甘草3g。6劑，每日1劑，水煎，分3次服。

二診：胸悶，心胸疼痛減輕，前方又服6劑。三診：胸悶、心胸疼痛已除，失眠好轉，守前方續服6劑。後以此方加減又服40餘劑，諸症基本消除，為鞏固療效，前方研粉為丸，每次1丸，每天3次，口服，治療3個月。隨訪半年，諸症悉除。

按本案氣竄脅肋，心胸疼痛需拍打而緩解，辨證屬心氣鬱滯。據其失眠多夢，急躁易怒，當辨為陰血虛，故用酸棗仁湯合枳實薤白桂枝湯加味。方中酸棗仁養心益血安神；茯苓益氣健脾，生化氣血，兼制酸棗仁之膩；知母清熱除煩；枳實、厚朴行氣下氣；薤白開胸解鬱通陽；瓜蔞清熱化痰寬胸；川芎、

桃仁活血化瘀，行氣止痛；桂枝通陽散瘀止痛；紅參益氣補虛；生甘草清熱和調諸藥。全方相輔相成，疾病得以治癒。

三、心室性期前收縮

或在竇房結衝動尚未抵達心室之前，由心室中的任何一個部位或室間隔的異位節律點提前發出電衝動引起心室的除極，稱為心室性期前收縮。臨床症狀有很大的變異性，從無症狀，輕微心悸不適，到期前收縮觸發惡性心室性心律失常致暈厥或黑蒙，且其臨床症狀與預後並無平行關係。在中醫證屬心悸範疇。

正常人與各種心臟病患者均可發生心室性期前收縮。正常人發生心室性期前收縮的機會隨年齡的成長而增加。心肌炎、缺血、缺氧、麻醉、手術和左心室假腱索等均可使心肌受到機械、電、化學性刺激而發生心室性期前收縮。洋地黃、Quinidine、三環抗憂鬱劑中毒發生嚴重心律失常之前常先有心室性期前收縮出現。電解質紊亂、精神不安、過量菸、酒、咖啡亦能誘發心室性期前收縮。心室性期前收縮常見於冠心病、心肌病、風溼性心臟病與二尖瓣脫垂患者。

心室性期前收縮最常見的症狀是心悸。這主要由於期前收縮後的心臟搏動增強和期前收縮後的代償間歇引起。有時患者會有心前區重擊感及頭暈等感覺。心悸往往使患者產生焦慮，而焦慮又可使兒茶酚胺增加，使心室性期前收縮更為頻繁，這

就產生了惡性循環。如果心室性期前收縮觸發其他快速性心律失常則可出現黑蒙及暈厥症狀。

期前收縮型心律失常屬心悸之怔忡，其病機以陰血虧虛為本，痰濁瘀血為標。《濟生方》指出：「怔忡者，此心血之不足也。」《丹溪心法·驚悸怔忡門》指出：「怔忡者血虛，怔忡無時，血少者多。有思慮便動，屬虛。時作時止者，痰因火動。」《證治彙補·驚悸怔忡》亦指出：「人之所主者心，心之所養者血，心血一虛，神氣失守，神去則舍空，舍空則鬱而停痰，痰居心位，此驚悸之所以肇端也。」心主血，肝藏血，二者密切相關。肝的藏血功能，主要表現於肝內必須貯存一定的血量，以制約肝的陽氣升騰，勿使過亢，以維護肝的疏泄功能，沖和條達。心室性期前收縮久治不癒，加之精神壓力大，思慮過度，勞傷心脾，致心血虧耗更甚肝不能貯存充足的血量，則肝之陽氣升騰，肝失條達，陰血虛而陽浮，肝氣鬱而化火，故出現面紅、煩躁、失眠、自汗、舌紅苔黃或少苔等症。酸棗仁湯功擅養肝血、安心神、清熱除煩，用於本證尤為合適，亦符合「虛則補其母」之治則。各種器質性心臟病及自律神經功能失調所致的心房性或心室性期前收縮、心動過速、心房纖顫等，只要出現失眠、煩躁、舌紅苔黃或少苔等症，投之本方皆可獲良效。應用時，酸棗仁用量宜大，一般用至 40～60g，量小效果不佳。如兼氣陰虛者，加人參、黃耆、麥冬；兼痰濁者，加瓜蔞；兼瘀血者，加丹參、蟅蟲；心率慢者，加黃連；心率快者，加苦參。

醫案精選
◎案

王某，女，33 歲。患者於半年前曾因咽痛、咳嗽、發熱，在某醫院診斷為「上呼吸道感染，病毒性心肌炎」，經治療病情好轉，但遺留頻發心室性期前收縮，曾應用靜脈注射 Lidocaine，口服 Amiodarone 等多種藥物治療，效果不佳，乃於 1992 年 11 月 7 日來醫院就診。症見：心悸不安，氣短乏力，胸滿悶痛，失眠，舌紅、苔薄白，脈數促。查體溫及 BP 正常，HR 82 次／分，咽無充血，甲狀腺不大，頸靜脈無怒張，兩肺呼吸音清晰，心界無擴大，HR 82 次／分，律不齊，可聞及頻繁的期前收縮，心尖部有 II 級收縮期吹風樣雜音，柔和且局限。腹軟，肝脾不大，雙下肢無水腫。血液常規、血沉及肝功能、腎功能檢查均正常，胸部 X 光片無異常。心電圖示竇性心律，頻發心室性期前收縮呈三聯律，擬診為病毒性心肌炎，頻發心室性期前收縮。治以養心安神，兼祛痰化瘀。方用酸棗仁湯加味。

處方：酸棗仁 30，茯苓 16g，川芎 15g，炙甘草 15g，知母 10g，延胡索 30g，麥冬 40g，牡丹皮 15g，半夏 15g。水煎服，每日 2 劑，每劑煎 2 次，每日服 4 次，連服 3 天。

二診：11 月 10 日。自覺胸悶、胸痛減輕，心悸失眠好轉，間歇脈消失，心臟聽診 2 分鐘以上未發現心室性期前收縮，心電圖恢復正常，繼續擬前方 3 劑，分 2 天服，每日服 1 劑半。

三診：11 月 12 日。症狀消失，心臟聽診 2 分鐘以上未發現

第三章　方劑臨床應用

心室性期前收縮，心電圖正常，繼以原方每日服 1 劑，以鞏固療效。3 週後於活動前、後做心電圖及心臟聽診 2 分鐘以上，未發現心室性期前收縮，2 個月後隨訪未復發。按心室性期前收縮與中醫學的心悸、結代脈等症候的記載相符；心室性期前收縮屬於主動性異位搏動，引發心室性期前收縮的原因很多，可發生在心肌病變、缺氧、電解質紊亂、感染、神經功能失調等。病因不同，但基本病變均與心肌細胞膜電位的不穩定性、細胞內外離子的分布及濃度，細胞代謝以及細胞膜本身的改變有關，心室局部自律性過高或因在心室內有興奮折返形成異位興奮灶所致。中醫認為本病以虛為本、兼見痰結、氣滯血瘀為臨床特點、本案有心悸不安、氣短乏力、胸滿悶痛、失眠、歇止脈（促、結、代脈）。以虛為本，虛可致瘀，心虛則動悸不安、虛煩不寐，氣短無力。心主血脈，氣為血帥，氣不足則氣血運行無力，血脈瘀阻，氣行不暢，氣血瘀滯，瘀可致亂；故脈歇止不齊。瘀則氣滯，氣滯生痰，痰氣鬱結胸中，壅遏陽位而致胸悶胸痛。本病屬本虛標實，治以養心安神，消痰化瘀。基本方用酸棗仁湯加味，方中酸棗仁養心安神為主；配茯苓安神益心脾；炙甘草、麥冬補心潤肺；知母潤心肺；川芎活血化瘀；延胡索行氣化瘀血，牡丹皮清熱化瘀；半夏化痰散結。諸藥合用，既養心安神以扶正固其本，又除痰、氣、血之瘀滯以治標，如此標本兼顧使心脈通暢無阻，心律得以轉復，心動悸自消。本方對頑固性頻發甚至呈二聯律、三聯律的心室性期前收縮療效滿意，總有效率為 89.80%。但是心室性期前收縮原因複

雜，臨床併發症也較多，故使用本方需脈證合參，隨症加減，同時積極治療原發病，有利於鞏固療效。

◎案

某，女，54歲。患冠心病10餘年，1995年6月15日出現胸中憋悶、疼痛、心悸。ECG示：①二、三、aVF導聯ST段下移0.05～0.075mV，T波倒置；②多個導聯出現寬大畸形QRS波，其前無相關P波。診斷：冠心病，心絞痛，頻發心室性期前收縮。予以靜脈注射複方丹參注射液、改良後極化液，口服生脈散加味及西藥Propafenone，治療半個月，病情未減，且出現心率時慢時快，但以心動過緩為主，慢時心率50～54次／分，甚者心率48次／分，伴有插入性心室性期前收縮。轉大型醫院診治，經心電監護，靜脈注射Nitroglycerin等藥，口服Atropine，治療3週，病情日重。因心率45～48次／分，相關專家建議安裝起搏器，患者拒絕，轉求服中藥。刻診：患者胸悶心悸，頭暈，精神緊張，煩躁失眠，口苦，口唇紫暗，舌紅、苔黃、少津，脈弦遲結代。辨證屬陰血虧虛，陽熱亢浮，心血瘀阻。治以養血安神、清熱活血。方用酸棗仁湯加減。

處方：酸棗仁（炒）45g，知母12g，黃連10g，川芎15g，茯苓10g，甘草6g，瓜蔞15g，丹參20g。1劑，水煎服。

服藥當夜，眠安，煩躁、心悸減。翌日要求繼服服藥3劑，心悸大減，HR 56次／分，期前收縮明顯減少。原方繼進30劑，HR 68次／分，心律有序，病告痊癒，隨訪2年未復發。

第三章　方劑臨床應用

◎案

某，女，53 歲。陣發性心悸 3 年，加重 1 個月。患者 3 年前出現胸中憋悶、疼痛、陣發性心悸。ECG 示：①冠狀動脈供血不足；②心室性期前收縮。經用西藥治療，胸悶痛緩解，陣發性心悸反覆發作。3 年來，曾在不同醫院住院治療 3 次，心室性期前收縮仍發作頻繁，每天均需用 Amiodarone 等抗心律失常藥維持。近 1 個月加重，來院就診，見其面色微紅，語音低怯，形體肥胖，心煩失眠，每夜只能睡 2～3 小時，胸悶心悸時作，勞累後加重，舌質暗紅，舌尖無苔，中根部微黃膩，脈弦而結。查 BP 140/90mmHg，雙肺（－），HR 82 次／分，心律不齊。ECG 示：①多發性心室性期前收縮（二聯律）；②冠狀動脈供血不足。辨證屬血虛陽浮，氣陰兩虛，痰瘀內阻。治以養血安神、益氣養陰、活血化瘀。投酸棗仁湯加味。

處方：酸棗仁 45g，川芎 15g，知母 10g，人參 10g，麥冬 30g，五味子 15g，瓜蔞 15g，丹參 30g，茯苓 12g，甘草 6g。水煎 2 次，兩煎混合，早、晚分 2 次服。

服藥 10 劑，心悸減輕，每夜能睡 5～6 小時，精神轉佳，每 8～20 次心跳後出現 1 次期前收縮。服藥 26 劑，睡眠正常，期前收縮偶發，全身有力，舌質紅，苔薄黃。原方繼進 30 劑，期前收縮消失，病癒，隨訪未發。

四、竇性心動過速

在成年人當由竇房結所控制的心率其頻率超過 100 次／分時稱為竇性心動過速。中醫證屬心悸範疇。

病因：①生理因素。影響心率的因素很多，如正常人體力活動、情緒激動、飽餐、飲濃茶、咖啡；吸菸、飲酒等可使交感神經興奮，心跳加快。體位改變如立位時交感神經興奮，心率也加快；臥位時心率則減慢。生理因素所致的竇性心動過速常為暫時性，持續時間較短。②病理因素。心力衰竭，尤其在心力衰竭的早期，心率常增快；甲狀腺功能亢進，大多數甲亢患者有竇性心動過速，心率一般在 100～120 次／分，嚴重者心率可達到 120～140 次／分；急性心肌梗塞，在急性心肌梗塞病程中，竇性心動過速的發生率可達到 30%～40%；休克，可引起竇性心動過速，在輕度休克時心率可達到 100 次／分以上；重度休克時心率更快，可大於 120 次／分；急性心肌炎，多數患者可出現與體溫升高不成比例的竇性心動過速；其他器質性心臟病，均可出現竇性心動過速；其他，如貧血、發熱、感染、缺氧、自律神經功能失調、心臟手術後等，均可出現竇性心動過速；藥物，如腎上腺素類、Atropine 類也能引起竇性心動過速。

臨床表現：①心悸，或出汗、頭昏、眼花、乏力，或有原發疾病的表現。②可誘發其他心律失常或心絞痛。③心率多為 100～150 次／分，大多心音有力，或有原發性心臟病的體徵。

第三章 方劑臨床應用

治療原則主要為消除誘因，治療原發病以及對症處理。由生理或心外因素所致者，大多不須特殊治療。

醫案精選

◎案

某，女，34歲。2007年11月2日初診。症見：倦怠無力，面色不華，舌質紅、少苔，脈細數。體檢：神志清楚，甲狀腺正常，體溫36.5℃，呼吸22次／分，BP 120/90mmHg，HR 110次／分，律齊，各瓣膜未聞及病理性雜音，肺呼吸音正常，肝、脾未觸及，腎區無叩擊痛，雙下肢無水腫。肝功能及血清鉀、鈉、氯、鈣均正常，T3、T4，心肌酶譜均正常，心臟及腹部超音波未見異常。心電圖示：竇性心動過速。中醫診斷為心悸。辨證為真陰不足，營血虛弱，心失濡養。治以滋陰養血，安神定悸。方用酸棗仁湯加味。

處方：酸棗仁60g，茯苓（硃砂拌）30g，知母10g，川芎6g，甘草6g，黃耆30g，黨參18g，生地黃、熟地黃各20g，麥冬30g，黃連6g，琥珀6g，生龍骨、生牡蠣各30g（先煎），龍齒12g（先煎），每日1劑，水煎分早、晚2次服。

服6劑後精神好轉，症狀減輕，HR 90次／分。囑患者守方繼服6劑，複查：HR 70次／分，心電圖正常，諸症悉除。

按酸棗仁湯有養心安神、清熱除煩之功。方中酸棗仁入心、肝二經，平肝養血寧心，味酸斂陰止汗，補肝血，養心血；川芎辛溫，芳香行氣活血，通達肝氣；茯苓補脾通陰，助酸棗

133

仁安神；知母滋陰瀉腎火，清熱潤燥除煩並緩川芎之辛燥，為佐藥；甘草和中緩急，且防川芎疏肝瀉氣。

第三節　消化系統疾病

一、泄瀉

泄瀉是指排便次數明顯超過平日習慣的頻率，糞質稀薄，水分增加，每日排便量超過200g，或含未消化食物或膿血、黏液。腹瀉常伴有排便急迫感、肛門不適、失禁等症狀。有急性與慢性之分。發病急，可伴發熱、腹痛。病變位於直腸和（或）乙狀結腸的患者多有裏急後重，每次排便量少，有時只排出少量氣體和黏液，粉色較深，多呈黏凍狀，可混血液。小腸病變的腹瀉無裏急後重，糞便不成形，可成液狀，色較淡，量較多。慢性胰腺炎和小腸吸收不良者，糞便中可見油滴，多泡沫，含食物殘渣，有惡臭。霍亂弧菌所致腹瀉呈米泔水樣。血吸蟲病、慢性痢疾、直腸癌、潰瘍性結腸炎等病引起的腹瀉，糞便常帶膿血。

西醫對本病的治療：①病因治療。抗感染治療根據不同病因，選用相應的抗生素。其他如乳糖不耐症不宜用乳製品，成人乳糜瀉應禁食麥類製品。慢性胰腺炎可補充多種消化酶。藥物相關性腹瀉應立即停用相關藥物。②對症治療。一般治療糾

正水、電解質、酸鹼平衡紊亂和營養失衡。酌情補充液體，補充維生素、氨基酸、脂肪乳劑等營養物質。黏膜保護劑雙八面體蒙脫石、硫糖鋁等。微生態製劑如雙歧桿菌可以調節腸道菌群。止瀉劑根據具體情況選用相應止瀉劑。其他抗膽鹼藥物、Propantheline bromide、Atropine 等具解痙作用，但青光眼、前列腺肥大者、嚴重炎症性腸病患者慎用。

中醫認為，泄瀉是以大便次數增多，糞質稀薄，甚至瀉出如水樣為臨床特徵的一種胃腸病症。病因有感受外邪，飲食所傷，情志失調，脾胃虛弱，命門火衰等。這些病因導致脾虛溼盛，脾失健運，大小腸傳化失常，升降失調，清濁不分，而成泄瀉。病位在脾、胃、腸。辨證要點以辨寒熱虛實、瀉下物和緩急為主。治療應以運脾祛溼為原則。急性泄瀉重用祛溼，輔以健脾，再根據寒溼、溼熱的不同，分別採用溫化寒溼或清化溼熱之法。慢性泄瀉以脾虛為主，當予運脾補虛，輔以祛溼，並根據不同症候，分別施以益氣健脾升提，溫腎健脾，抑肝扶脾之法，久瀉不止者，尚宜固澀。同時還應注意急性泄瀉不可驟用補澀，以免閉留邪氣；慢性泄瀉不可分利太過，以防耗其津氣；清熱不可過用苦寒，以免損傷脾陽；補虛不可純用甘溫，以免助溼。

醫案精選

◎案

王某，男，32歲。2005年11月20日初診。患者因情志不遂致食後腹瀉腹痛1月餘，近日加劇，乏力，大便溏泄，質稀呈稀糊狀，不成形，日2～3行，伴腸鳴，納少，寐差，小便數，舌淡苔薄白，脈細弦。腸鏡示：正常腸黏膜。本病的病因為：情志不遂，病機在於脾虛肝鬱，肝脾不和，病位在腸。肝性喜條達，惡憂鬱，患者情志不暢，肝失條達，肝氣橫逆則脘腹疼痛；肝藏魂，肝失條達則魂不安於宅致寐差；見肝之病知肝傳脾致脾氣虛，則乏力，納少；脾虛運化水溼不利致水飲凝聚成痰停聚於腸中，則腹瀉、腸鳴；小便數，證屬肝鬱乘脾，痰飲水走腸間所致。故用疏肝健脾、澀腸止瀉之酸棗仁湯加減治療。

處方：酸棗仁、生牡蠣各30g，茯苓20g，炙甘草6g，黃耆、石榴皮各15g，黨參12g，白朮、川芎、生山楂、知母、神曲、蟬蛻、防風、烏梅、五味子、補骨脂各9g。

其主要功效為柔肝緩急以減緩腸蠕動，分利小便，滑脫者宜固澀。6劑，水煎服，藥盡泄止而癒。

按酸棗仁湯源於《金匱要略·血痺虛勞病脈證并治》：「虛勞虛煩不得眠，酸棗仁湯主之。」以酸棗仁為君藥，配伍川芎、知母、茯苓、甘草組方。方中重用酸棗仁，性酸甘溫而潤，入心肝經，寧心，酸收澀，香醒脾，養血柔肝安神，收斂固澀，

為君藥；知母性苦寒滑，上清肺金而瀉火，瀉胃熱，下潤腎燥而滋陰，瀉火補水，滋陰清熱除煩，潤燥滑腸，為臣藥；佐以川芎性辛溫升浮，潤肝燥而補肝虛，肝以瀉為補，所謂辛以散之，辛以補之。調暢氣機，疏達肝氣，與君藥相配，酸收辛散並用，相反相成，以柔肝緩急；茯苓性甘溫，益脾助陽，寧心安神，健脾滲溼以利小便；炙甘草味甘氣溫，和中緩急，為使藥，與君藥相配以減緩胃腸蠕動；石榴皮性酸澀而溫，能澀腸，止瀉痢；黨參性甘苦微涼，健脾益氣；白朮苦燥溼，有補脾燥溼之功。

《黃帝內經》曰：脾苦溼，急食苦以燥之。甘補脾，溫和中。燥溼則能利小便，生津液。《本草會編》汪機曰：用白朮以除其溼，則氣得周流，而津液生矣。《水火相激則腸鳴》：白朮止泄瀉，凡水瀉，溼也；焦山楂性酸甘鹹溫，消食化積，澀腸止瀉；神曲性辛散氣，甘調中，溫開胃，化水穀；生牡蠣鹹以澀腸，固大小腸，並可鎮靜安神；烏梅性酸澀而溫，急食酸以收之，澀腸；黃耆甘、溫，健脾補氣。《湯液本草》王好古曰：黃耆實衛氣，是表藥，益脾胃，是中州藥；補腎元，是裏藥；五味子性溫，補肺腎，五味俱備，酸鹹為多，故可收斂肺氣而滋腎水，肺與大腸相表裏，從而達到澀腸固脫的作用；防風性辛甘微溫，為祛風之要藥，勝溼止瀉；蟬蛻乃土木餘氣所化，其氣清虛而味甘寒，其體輕浮，故與五味子、防風、黃耆相配具有抗壓力、抗過敏的作用。諸藥合用，共奏澀腸止瀉、健脾補腎、寧心安神之功。

二、糖尿病

糖尿病是一組以高血糖為特徵的代謝性疾病。高血糖則是由於胰島素分泌缺陷或其生物作用受損，或兩者兼有引起。糖尿病時長期存在的高血糖，導致各種組織，特別是眼、腎、心臟、血管、神經的慢性損害、功能障礙。中醫屬於消渴病範疇。

消渴病是由於先天稟賦不足，復因情志失調、飲食不節等原因所導致的以陰虛燥熱為基本病機，以多尿、多飲、多食、乏力、消瘦，或尿有甜味為典型臨床表現的一種疾病。消渴病是一種發病率高、病程長、併發症多，嚴重危害人類健康的病症，近年來發病率更有增高的趨勢。中醫藥在改善症狀、防治併發症等方面均有較好的療效。

在世界醫學史中，中醫學對本病的認識最早，且論述甚詳。消渴之名，首見於《素問·奇病論》，根據病機及症狀的不同，《黃帝內經》還有「消癉」、「膈消」、「肺消」、「消中」等名稱的記載。

《黃帝內經》認為五臟虛弱，過食肥甘，情志失調是引起消渴的原因，而內熱是其主要病機。《金匱要略》立專篇討論，並最早提出治療方藥。《諸病源候論·消渴候》論述其併發症說：「其病變多發癰疽。」《外臺祕要·消中消暑腎消》引《古今錄驗》說：「渴而飲水多，小便數，無脂，似麩片甜者，皆是消渴病也。」又說「每發即小便至甜」，「焦枯消瘦」，對消渴的臨床特點

做了明確的論述。劉河間對其併發症做了進一步論述,《宣明論方·消渴總論》說消渴一證「故變為雀目或內障」,《儒門事親·三消論》說「夫消渴者,多變聾盲、瘡癬、痤痱之類」,「或蒸熱虛汗,肺痿勞嗽」。《證治準繩·消癉》在前人論述的基礎上,對三消的臨床分類做了規範,「渴而多飲為上消(經謂膈消),消穀善飢為中消(經謂消中),渴而便數有膏為下消(經謂腎消)」。明清及其之後,對消渴的治療原則及方藥,有了更為廣泛深入的研究。

糖尿病與失眠

失眠是 2 型糖尿病患者的常見症狀,輕則睡眠欠佳,或難以入睡,或半夜易醒,醒後難以再次入睡;或亂夢紛紜,重則整夜不能入眠。由於長期睡眠不足,精神萎靡,頭昏腦脹,心煩易怒,記憶衰退,患者往往苦不堪言。

糖尿病與失眠兩者往往互相影響以致形成惡性循環。首先,糖尿病是不可治癒的疾病,需要長期的服用藥物或者注射胰島素治療,由疾病困擾引發患者的精神心理問題,使其陷入焦慮、憂鬱的狀態,進而引起失眠。其次,糖尿病併發症會嚴重危及患者的生命,許多患者心理負擔過重,緊張焦慮而不能安睡;或由併發症引起的神經痛、夜尿增多等都會導致或加重失眠。這些不但影響患者的生活品質,也會使血糖容易波動,使控制的難度加大。再次,糖尿病可導致多個器官受損,從而影響中樞神經系統的神經遞質,導致自律神經功能失調,進而誘發

睡眠障礙；而在嚴重失眠狀態下，人體的壓力系統被刺激活化，交感神經興奮性增強，體內皮質醇、腎上腺素等「升血糖激素」分泌增加，胰島素抵抗加重，從而引起糖代謝紊亂，加重糖尿病症狀。最後，夜間低血糖也是引起失眠的一個主要原因。

糖尿病合併失眠中醫病因病機

失眠屬中醫不寐範疇，《素問・宣明五氣》曰：「心藏神，肺藏魄，肝藏魂，脾藏意，腎藏志，是謂五臟所藏。」說明五臟與情志的關係決定了五臟可以影響人的睡眠。《金匱要略・血痹虛勞病脈證并治》中亦有「虛勞虛煩不得眠」的論述。《景岳全書・不寐》進一步對形成不寐的原因做了精闢的分析：「不寐證雖病有不一，然唯知邪正二字則盡之矣。蓋寐本乎陰，神其主也，神安則寐，神不安則不寐；其所以不安者，一由邪氣之擾，一由營氣之不足耳。有邪者多實證，無邪者皆虛證。」所謂治病必求於本，陽主動，陰主靜，陰平陽祕是睡眠正常的前提。若陰虛，則靜不足而動有餘，心神妄動而不藏，失眠乃作。而治療消渴所致不寐，必須結合消渴病的病因病機辨證論治。有學者認為失眠的病因與鬱、瘀、痰、火有關，病位在心、肝，與五臟皆有關，應從臟腑、陰陽、痰瘀、情志4個方面進行辨證論治。劉桂霞等認為失眠患者每以情志變化，精神刺激為主要原因，故與肝膽密切相關。王惠德根據多年臨床治療經驗認為，2型糖尿病患者伴發的失眠以熱擾者居多，多由心肝腎陰血虧虛引發。陰虛內熱，熱擾心神致心神不寧；血虛心神失養，神不

守舍,血虛日久氣滯血瘀引發不寐;而大多糖尿病老年患者多由腎水虧損,水不濟火,上擾心神,心腎不交而致不寐。

醫案精選

◎案

張某,女,63 歲。失眠病史 3 年餘,糖尿病病史 9 年,血糖控制不理想空腹血糖 8.5mmol/L,自訴每晚需服用 Estazolam 1 片入睡。近 1 月餘由於血糖波動較大,導致情志不舒,服用 Estazolam 後仍舊入睡困難,或醒後難以入睡,時有夜間汗出,煩躁不安,遂就診於王德惠,望中藥調理。刻診:神疲乏力,口乾,時有頭痛,面色微泛紅,小便可,大便不成形,舌暗紅、苔薄白,脈細數。BP 150/90mmHg,HR 92 次／分。

處方:採用睡眠方加白朮 20g、白芍 15g。水煎服,每日 1 劑,分早、晚用。停服 Estazolam。並囑患者清淡飲食,禁食辛辣刺激物,保持心情舒暢,控制飲食,加強運動。

藥進 7 劑複診,神疲乏力、口乾頭暈等症狀消失,入睡快,汗出減少,大便有所改善。原方再進 7 劑,3 診時,患者精神佳,自訴每晚連續睡眠可達 5 小時,無神疲乏力頭暈等症狀,大便亦恢復正常,空腹血糖 6.4mmol/L,原方白朮改 15g,茯苓改 15g,繼服 7 劑鞏固治療,囑患者平素多做運動及加強對血糖的控制,保持心情舒暢,隨訪半年未再復發。

中篇　臨証新論

按王德惠多年潛心研究結合長期的臨床實踐，參考現代藥理研究在酸棗仁湯的基礎上進行加減，自擬睡眠方用於2型糖尿病合併失眠者的臨床治療，收效甚好。睡眠方組成：

黃連10g，百合30g，淫羊藿30g，枸杞子30g，酸棗仁30g，五味子15g，知母15g，川芎15g，茯苓20g，丹參20g，合歡皮30g，夏枯草30g，半夏10g。

方中酸棗仁養血除煩，寧心安神；黃連清心降火；知母、茯苓清熱養陰以寧心神；枸杞子、五味子、合歡皮、百合養陰安神使清中有養，清養相合而安神；丹參、川芎養血活血，血脈通則心神寧；夏枯草、半夏為清熱安神之對藥；淫羊藿可使陰陽相濟，心腎相交。

現代藥理研究顯示，黃連的主要成分小檗鹼有鎮靜、鎮痛、延長戊巴比妥睡眠時間等作用，大劑量可削弱小鼠皮層興奮過程，加強大腦皮層的抑制過程。合歡皮所含成分合歡苷具有鎮靜催眠作用；酸棗仁所含成分酸棗仁皂苷A、黃酮苷具有鎮靜催眠作用；百合水提液有鎮靜作用；丹參、川芎等活血化瘀藥對中樞神經系統具有明顯的鎮靜作用。全方標本兼治，共奏清熱養陰，養血活血，寧心安神之功。糖尿病合併失眠的病因虛實夾雜，病症表現不一，根據臨床診療過程中患者的具體情況可酌情加減。

該患者係老年女性，糖尿病史9年，消渴病日久，陰血兩虛，心神失養，神不守舍，故失眠；陰虛致生內熱，故口乾、面色泛紅；血虛日久致血瘀，故頭痛、舌暗紅；且由於情志原

因導致肝氣不舒，肝氣乘脾而出現神疲乏力、大便不成形，因此在原方的基礎上加白朮、白芍以健脾補氣，養血柔肝。標本兼顧，結合糖尿病的特殊性遣方用藥，收效甚好。

第五節　婦科疾病

一、更年期症候群

更年期又稱圍停經期，是女性從性成熟期到老年期的過渡階段，世界衛生組織（WHO）定義更年期為：「圍停經期是指女性 40 歲左右開始出現內分泌、生物學改變與臨床表現，直至停經後 12 個月。」這期間由於卵巢功能逐漸衰退、雌激素水平下降，會出現以自律神經系統失調為主伴有神經心理症狀的一組症候群，即更年期症候群（MenopausalSyndrome，MPS），也稱圍停經期症候群。

其主要臨床表現為：婦女在停經前後，出現潮熱面赤，進而汗出，精神倦怠，煩躁易怒，頭暈目眩，耳鳴心悸，失眠健忘，腰背痠痛，手足心熱，或伴有月經紊亂等與停經相關的症狀。

在中醫古籍中雖沒有「更年期症候群」這一病名的記載，也未見對本病的專篇論述，但其症狀表現散見於「經斷復來」、「臟

躁」、「鬱證」、「年老血崩」等病症描述中，直到1964年才有了專章論述，並將其命名「經斷前後諸症」。

病因及辨證論治

《素問・上古天真論》云：「女子……七七任脈虛，太衝脈衰少，天癸竭，地道不通，故形壞而無子也。」中醫在《黃帝內經》時期就已有關於更年期症候群的病因探討記載，認為女子七七之年（45～55歲），腎氣逐漸衰退，衝任二脈逐漸虧虛，天癸逐漸衰竭，精血不足，臟腑失養，陰陽失衡，即進入更年期階段並產生相關症狀。此外，葉天士提出「女子以肝為先天」，而《靈樞・天年》云「五十歲，肝氣始衰，肝葉始薄」，即50歲左右女性肝血不足而不能主導正常的疏泄功能，故見「陰性凝結，易於怫鬱，鬱則氣滯血亦滯」（《臨證指南醫案》）。因此，更年期婦女多見情緒不穩定、焦慮憂鬱等心理症狀。故該病的發生與肝、腎二臟關係密切，而研究人員也透過大量的臨床經驗驗證了腎虛是該病發生的根本病因，肝鬱則是發病的基本環節。

辨證以腎陰腎陽之虛為主，治療以調治腎陰腎陽為大法，若涉及他臟者，則兼而治之。腎陰虛型常用六味地黃丸、天王補心丹、酸棗仁湯、一貫煎、鎮肝熄風湯、丹梔逍遙散等為基礎方加減治療。腎陽虛型常用右歸丸、二仙湯等為基礎方，根據患者具體伴隨症狀，進行加減治療。

更年期失眠

失眠症在《黃帝內經》中稱之為「目不瞑」、「不得臥」，《傷

寒論》記為「不得眠」，在《難經》中則稱為「不寐」。更年期即女性圍停經期，進入圍停經期的婦女由於卵巢功能減退，雌激素水平下降而引起的一系列生理、心理變化，失眠是更年期的主要表現之一。中醫認為腎虛是更年期失眠發生、發展的主要原因。《素問·上古天真論》曰：「女子……二七而天癸至，任脈通，太衝脈盛，月事以時下……七七任脈虛，太衝脈衰少，天癸竭，地道不通，故形壞而無子也。」說明女子停經前後，腎氣日衰，衝任虧虛，天癸將竭，精血虧虛，陰陽失調，氣血功能失常。肝腎同源，腎精不足，則肝之陰血不足，「肝藏血，血舍魂」，若肝血不足，魂不守舍，心失所養，則虛煩不眠。

　　酸棗仁湯出自《金匱要略·血痹虛勞病脈證并治》，由酸棗仁、知母、茯苓、川芎、甘草五味中藥組成。原文曰：「虛勞虛煩不得眠，酸棗仁湯主之。」方中重用酸棗仁二升為君，養血補肝，寧心安神；知母二兩滋陰潤燥、清熱除煩，茯苓二兩寧心安神，共為臣藥；佐以川芎二兩，調肝血而疏肝氣；甘草一兩和中緩急，調和諸藥為使。全方具有養血安神，清熱除煩之功，用於治療肝血不足，虛熱內擾引起的心煩失眠等症。現代多用於神經衰弱症、心臟神經官能症、更年期症候群中醫辨證屬心肝血虛，虛熱內擾者。

更年期高血壓

　　更年期女性高血壓主要是指婦女進入更年期以後出現的以血壓升高為主要症狀的疾病，中醫屬「停經前後諸症」範疇。臨

床針對這一致病原因多以養心安神,調整陰陽為原則,應用酸棗仁湯可達到養心安神,擴張血管,穩定血壓的作用。方中酸棗仁可發揮養肝血,調心神之功效;佐以川芎可調養肝血並活血益氣;茯苓可寧心安神;知母補不足之陰,清內陷之火;大棗補益脾氣,緩肝鬱並補心虛;甘草和中,養心以緩急。

現代研究顯示,酸棗仁成分中酸棗仁皂苷、黃酮類等可明顯降低血壓,減緩心率並改善心肌缺血,提高機體對缺氧的耐受能力。川芎所含精油及生物鹼能夠抑制大腦皮層活動,發揮鎮靜作用,同時直接擴張血管,增加血流量並降低血壓,茯苓具有明顯的鎮靜作用;甘草中黃酮成分可降脂、鎮靜;配合大棗共同使用可增加心肌血流量,穩定血壓;知母可在調節血壓同時降低血糖。更年期高血壓患者發病時除潮熱、盜汗及心煩外,還有頭暈、眼花或胸前憋悶等現象,長期發展可能引起心血管及腎臟系統許多嚴重併發症,嚴重威脅患者健康。因此患者一旦確診應早期、聯合進行用藥,將血壓控制在一定範圍內,限制病情發展。對於使用西藥效果不明顯患者可選擇中藥聯合治療,發揮中醫藥的特長與優勢,在平穩降壓的同時緩解患者臨床症狀並改善生活品質,減少心血管疾病的發病風險。同時,應用中藥治療可根據疾病發作的根本原因進行治療,可有效提高疾病治療效率且安全、無副作用,對提高治療速度,改善患者預後情況具有重要意義。

更年期心悸

關於心悸之記載早在《黃帝內經》即可見,如「心澹澹大動」、「心下鼓」及「心休惕」等皆為心悸類似症候的描述,漢代醫聖張仲景在《傷寒論》、《金匱要略》中則以驚悸、心動悸為病症名記載。心悸乃一病症,多種疾病均可出現。在臨床中不少心悸患者適逢女性更年期,且未查得心臟等器質性病變,唯自覺心悸不安,情緒不穩,胸中懊憹,煩躁易怒,手足心熱,頭暈目眩,咽乾口燥,舌紅,脈細弦或結代,當為更年期症候群。更年期婦女心悸與其生理特點密切相關。《丹溪心法·驚悸怔忡》曰:「人之所主者心,心之所養者血,心血一虛,神氣不守,此驚悸之所肇端也。」故女性更年期心悸主要責之於肝腎,病位在心,病機乃肝腎陰血不足,血不養心,水不濟火,則心神不寧。治當滋肝補腎,養心寧神。

酸棗仁湯中酸棗仁入心、肝經,能養血補肝,寧心安神,茯苓寧心安神,知母滋陰清虛熱,川芎以調暢氣機、活血行氣,甘草和中緩急,調和諸藥,再稍加配伍,諸藥合用,共奏滋肝補腎,養心寧神之功。

名家經驗

孫蘭軍係某中醫藥大學第二附屬醫院心臟內科主任,教授,心血管專家。孫蘭軍教授多年來致力於心血管系統疾病的研究,臨床經驗豐富。茲將孫蘭軍教授運用酸棗仁湯加減治療圍停經期心悸經驗介紹如下。

圍停經期婦女心悸與其生理特點密切相關。《素問·上古天真論》謂：「七七，任脈虛，太衝脈衰少，天癸竭。」婦女在45～55歲時，衝任二脈虛衰，天癸漸竭，月經將短而至停經，這一生理變化的過渡階段稱為婦女圍停經期。孫蘭軍教授認為圍停經期婦女的特點有：自覺心悸不安，情緒不穩，胸中懊憹，煩躁易怒，善太息，手足心熱，頭暈目眩，咽乾口燥，舌紅，脈細弦或結代。《清代名醫醫案精華·凌曉五醫案》謂：「肝木與心火相為煽動，肝陽浮越不潛，徹夜不寐，心悸怔忡。」孫蘭軍教授認為圍停經期婦女心悸主要責之於肝，病位在心，病機乃肝血不足，血不養心，虛熱擾心，心神不寧。治以養血安神，寧心除煩。方用酸棗仁湯加減。

處方：酸棗仁30g，茯苓12g，知母15g，川芎15g，甘草6g，黃精20g，甘松15g，琥珀粉1.5g。

酸棗仁入心、肝經，養血補肝，寧心安神；茯苓寧心安神；知母滋陰清熱；川芎調暢氣機，疏肝理氣，養血調肝；甘草和中緩急，調和諸藥；黃精甘平，補氣養陰，健脾；甘松安定止悸；琥珀鎮靜安神。諸藥合用，共奏養肝血以寧心神、清內熱以除虛煩之功。

養血安神、寧心除煩法治療圍停經期心悸，療效顯著，但必須配合心理治療，解除患者緊張、焦慮等精神狀態，保持心情舒暢，以提高療效。

醫案精選
◎案

王某，女，48歲。2004年7月15日初診。患者2年來月經不規則，伴腰痠、耳鳴，繼而頭暈多夢，情緒不穩，心煩易怒，焦慮不安，夜臥易驚，無故恐慌、見陌生人則症狀加劇。曾服Diazepam、Alprazolam治療，症狀反覆，近1個月來出現失眠，口乾，舌燥，納差，胸悶，心悸，身體遊走性不適，舌紅、苔薄黃，脈細數。西醫診斷：更年期症候群。中醫診斷：鬱證，臟躁。證屬陰血不足，心火上炎。治以滋陰養血，清心安神，方以酸棗仁湯加減。

處方：炒酸棗仁30g，川芎、茯苓各12g，生地黃15g，知母9g，黃柏、墨旱蓮、女貞子、柴胡、鬱金、厚朴各10g，甘草3g。每日1劑，水煎服。

二診：8月1日。睡眠及納食正常，心情平靜，無口乾，耳鳴。續服7劑症狀消除。

按更年期症候群多表現為心煩不寧、情緒不穩定、失眠多夢、心悸、頭暈、口乾等，但無特定臟器病變表現。本病屬中醫學鬱證、臟躁範疇。如《金匱要略》曰：「婦人臟躁，喜悲傷，欲哭，象如神靈所作，數欠伸……」婦女至更年期，生理功能逐漸減退，加上社會環境及心理因素，漸致肝腎陰虛，心火上炎。方中以炒酸棗仁、墨旱蓮、女貞子、生地黃滋陰養血；佐

以黃柏、知母清火除煩；輔以柴胡、鬱金、厚朴解鬱安神；甘草和中緩急。辨證加減運用，療效頗佳。

◎案

張某，女，52歲。2013年5月15日初診。失眠1月餘。不易入睡，眠淺，多夢易醒，每日睡眠平均3～4小時。伴潮熱汗出，煩躁易怒，情緒不穩，時頭暈目眩，健忘失眠，腰膝痠軟，疲勞乏力，食慾差，二便調，舌質淡紅苔白，脈弦。中醫診斷為失眠。辨證為肝血不足，虛熱內擾。治以養心安神，清熱除煩。方用酸棗仁湯加減。

處方：炒酸棗仁15g，川芎9g，茯神30g，甘草3g，知母12g，牡丹皮9g，梔子9g，柴胡9g，百合30g，白芍15g，當歸12g，生地黃15g，黃耆30g，桑寄生30g。7劑，水煎服，每日1劑，分別於下午3點，晚8點各溫服1次約200ml。

服藥1週後睡眠改善，情緒穩定，頭暈減輕，納眠可，二便調，仍有潮熱汗出，口乾，舌質紅、苔薄白，脈弦細。上方加浮小麥30g、麻黃根6g、太子參30g。繼服1週，睡眠改善明顯，白天精神良好，情緒平和，伴隨症明顯減輕，療效顯著。後繼服月餘，3個月後隨診，每日睡眠平均6～7小時，失眠症狀痊癒，無伴隨症。

按女性更年期失眠以腎精虧虛為本且多與情緒因素有關，其病變多在肝腎，肝血不足，肝氣鬱滯貫穿始終。肝主藏血，血舍魂，肝血不足，則魂不能藏而失眠；肝主疏泄，肝氣通則

心氣和，肝失條達，氣機失暢，心氣鬱滯，心神失主，故夜不能寐。《症因脈治‧內傷不得臥》曰：「肝火不得臥之因，或惱怒傷肝，肝氣怫鬱；或盡力謀慮，肝血有傷，肝主藏血，陽火擾動血室則夜臥不寧矣。」酸棗仁湯加減方中重用酸棗仁為君，養血補肝寧心安神。茯苓寧心安神，知母滋陰潤躁、清熱除煩，共為臣藥。佐以川芎調肝血而疏肝氣，與大量酸棗仁為伍，辛散與酸收並用，補血與行血結合，具有養血調肝之妙。甘草和中緩急，調和諸藥為使。諸藥相伍，標本兼治、養中兼清、補中有行，共奏養血安神、清熱除煩之效。

◎案

某，女，55歲。1997年5月21日初診。患者平素腎陰不足，多年來頭暈耳鳴，健忘，五心煩熱，少寐，腰膝痠痛；6年前閉經，閉經前月經紊亂；5年前其夫去世後，病漸起。始則悲憂，凡事皆恐；兒子下班稍晚，即謂車撞死了，孫子方出門，即謂落水溺死，為此而驚恐不已。近10日恐甚，徹夜虛煩躁急不眠，頻推其兒，說「要被盜了、失火了」，兒勸之「沒事」，其則虛怯戰抖，頓足搥胸，氣急而倒地欲卒，且喘息哀泣：「要出大禍了！」鬧得全家無片刻之寧。刻診：肌膚略瘦，顴部潮紅，目光乏神，口唇淡白，略乾，口咽乾，爪甲脆薄，目昏，脈沉細數。西醫診斷為更年期憂鬱症。中醫診斷為臟躁。辨證為心肝血（陰）虛，虛熱上擾。予酸棗仁湯。

處方：酸棗仁90g，甘草12g，知母18g，茯苓15g，川芎6g。

中篇　臨証新論

　　首煎加水 1,000ml，煎約 400ml，第二、第三煎均加水 900ml，煎約 350ml。服 5 劑，虛煩不眠消失，恐懼亦有所減輕；遂改擬益肝腎之陰、舒鬱寧神類方藥與針灸治之，共住院治療 97 天獲癒。

　　按此案係腎陰虛久，損及肝陰，肝腎陰虛所致之更年期憂鬱症。肝藏血，「血……不足則恐」(《素問‧調經論》)，肝陰虛而血少，故出現凡事皆恐之象；後肝陰損甚而血乏甚，心亦乏血，神失所養而浮越，且虛熱上擾，而出現虛煩躁急難眠之象，故投以酸棗仁湯補心肝血虛，清熱寧神，由於方證合拍，5 劑而虛煩失眠得安。此辨證準確，收效頗佳之經方之用，為更年期憂鬱症之治奠定了良好基礎。

二、行經期心律不齊

　　行經期心律不齊是指婦女月經期間出現心律不齊，而經後又恢復正常的一種症狀。中醫屬於心悸範疇。

醫案精選

◎案

　　劉某，女，30 歲。2008 年 9 月 9 日初診。每次月經期間都出現心悸心慌，失眠口乾，五心煩熱，經聽診與心電圖檢查均為心律不齊，經期過後心律恢復正常，伴隨月經週期出現心律不齊已達半年之久，來求中醫診治。

患者症見心悸心慌，失眠口乾，手足心熱，周身乏力，舌質紅潤，苔薄黃，月經來潮，量多色紅、質稀、脈弦細少數。證屬血虛心悸、心律不齊。治以補氣養血，寧心安神。擬用四物湯與酸棗仁湯加味治療。

處方：黨參 25g，當歸 20g，生地黃 20g，川芎 15g，白芍 15g，麥冬 15g，炒酸棗仁 15g，合歡皮 15g，龍骨 50g。

上方 2 劑，服藥後心悸失眠等症狀明顯好轉，守方又服 2 劑，複查心律不齊消失。隨訪，下次月經來潮沒有出現心悸、心慌、失眠等症狀，複查心電圖正常，已經痊癒。

按心悸失眠屬常見病，伴隨月經週期出現心律不齊並不多見，雖然古書沒有記載，但病機基本相同。《素問·五臟生成》云：「諸血者，皆屬於心。」月經來潮，經量較多，血液下行，心血相對不足，血液虧虛，不能養心安神，心氣不足，而心力、心律衰弱產生心悸、心慌、失眠、心律不齊等症狀。正如《靈樞·營衛生會》云：「血者神氣也。」今用黨參補氣；當歸、川芎、白芍、生地黃四物補血；麥冬、炒酸棗仁、合歡皮、龍骨寧心安神。氣血充沛，心神安寧，失眠、心律不齊消失。

三、希恩症候群引致精神障礙

希恩症候群是指由於產後大出血，尤其是伴有長時間的失血性休克，使垂體前葉組織缺氧、變性壞死，繼而纖維化，最

終導致腦下垂體前葉功能減退的症候群，其發生率占產後出血及失血性休克患者的25%左右。近幾年研究顯示希恩症候群的發生，並非僅與腦下垂體前葉功能減退有關，有報導部分患者腦下垂體前葉功能有減退徵象，其中50%顯示腦下垂體後葉功能亦有不同程度的異常。

希恩症候群不僅可以發生於陰道分娩者，亦可發生於剖腹產手術之後，在現代剖腹產率上升的今天，應引起婦產科醫師的高度重視。

妊娠期腦下垂體增生肥大，需氧量增多，以此對缺氧特別敏感。分娩後腦下垂體迅速復舊，血流量減少，其相應分泌的各種激素亦迅速下降。如分娩時發生大出血，引起失血性休克、甚或發生瀰散性血管內凝血（DIC）時，交感神經反射性興奮引起動脈痙攣甚至閉塞，使腦下垂體動脈血液供應減少或斷絕，腦下垂體前葉組織細胞變性壞死，使腦下垂體前葉及其所支配的靶器官所分泌的各種激素劇烈減少，導致各類激素所作用靶器官的功能過早退化並引起一系列症候群。

典型表現為：在產後大出血休克後產褥期，長期衰弱乏力，最早為無乳汁分泌，然後繼發閉經，即使月經恢復，也很稀少，繼發不孕。性慾減退，陰道乾燥，交媾困難。陰毛、腋毛脫落，頭髮、眉毛稀疏，乳房、生殖器萎縮，精神淡漠、嗜睡、不喜活動、反應遲鈍，畏寒、無汗、皮膚乾燥粗糙，納差食少、便秘、體溫偏低、脈搏緩慢、血壓降低、面色蒼白、貧

血。多數有水腫、體重下降，少數有消瘦惡病質。

西醫對此病的治療包括：

一般治療　加強營養，適當運動，補充維生素、鈣劑，治療貧血等。

藥物治療　①腎上腺皮質激素。口服可的松或皮質醇，有水腫者，改用 Prednisolone 或 Dexamethasone。當有感染、發熱、創傷、手術時，劑量應適當增加。②甲狀腺素片。一般在服用腎上腺皮質激素幾天之後開始服用。③性激素。可採用人工週期療法，中年以上者可以不用，年輕患者口服 Diethylstilbestro，最後 5 天加用黃體酮，停藥 3～7 天後如月經來潮，可在出血後 5 天重複使用。有生育要求者，為促排卵可聯合應用絕經後促性腺激素（HMG）或人絨毛膜促性腺激素（HCG），效果良好。

醫案精選
◎案

某，女，33 歲。1991 年 8 月 2 日初診。患者 5 年前產第二胎時，因當時失血過多，昏厥 2 次，雖經搶救脫險，然自此納少、困倦乏力、嗜睡、消瘦、語少、遲鈍冷漠，雖曾治療，收效甚微；近月餘，謂他人欲害己及其全家，認為飯菜被「下毒」而不敢吃；近 4 天病情加重，晝夜惶恐懼怯，頻攀窗窺探，且虛煩躁急難眠。症見：膚色慘白，乳房、外陰萎縮，無陰毛、腋毛，月經閉絕，頭髮多脫落，齒多鬆動，目昏，頭暈耳鳴，

爪甲枯白多凹陷，脈沉細近絕，舌體瘦小，舌質淡。診為希恩症候群引致精神障礙。證屬腎精匱乏，心肝血虛；予酸棗仁湯。

處方：酸棗仁 90g，甘草 9g，知母 12g，茯苓 15g，川芎 6g。首煎加水 1,200ml，煎至約 450ml，第二、第三煎均加水 900ml，煎至約 350ml。

服 6 劑，惶恐疑懼及虛煩不眠俱釋。遂予填精益腎類方藥與針灸治其希恩症候群，共住院治療 173 天獲癒。

按本案希恩症候群，係產後失血過多，血氣重度脫失，血無以化精，腎精虧耗所致；蓋精與血互相滋生、互相轉化者也。病久腎精益耗，而血益虛，心肝之血尤虛，血不養神，神氣浮越，故現虛妄性精神症狀；加之被毒妄想致患者不敢吃飯，脾之氣血生化乏源，愈加重心肝之血匱竭，心神浮越躁甚，遂致懼惶甚、虛煩躁急難眠之象；故予酸棗仁湯 6 劑，心肝得血滋濡，浮越之神得斂，虛妄及虛煩難眠遂癒。

第六節　男科疾病

遺精

遺精，是指非性交而發生的精液外洩病症。有夢而遺者，稱為夢遺；無夢而遺者，稱為遺精。《景岳全書・遺精》云：「夢遺滑精，總皆失精之病，雖其症有不同，而所致之本則一。」

第三章　方劑臨床應用

　　遺精有生理性和病理性遺精之分：

　　生理性遺精是指青壯年未婚，或婚後夫婦分居，房事曠久，精氣滿溢而出現一月一次或兩次的精洩，且遺洩之後，並無全身不舒之症。《症治要訣·遺精》云：「有年壯氣盛，久無色慾，精氣滿泄者。」

　　頻繁遺精，且伴有頭暈目眩、腰痠腿困等症，則為病理性遺精。

　　臨床表現：①一夜2～3次或每週數次，連續不斷，甚至午睡或清醒時性興奮和非性交狀態下均有射精。②婚後有正常性生活，仍多次出現遺精。③伴有記憶力減退、情緒消沉、頭暈耳鳴、腰痠膝軟等症狀。④精液量減少或過多，質稀淡，不黏，無味，精子含量較正常減低。

　　常見病因：①包莖，包皮過長，尿道炎，前列腺炎，能刺激陰莖，引起神經興奮。②頻繁手淫，大腦對性的興奮性過強所致。③性衝動立即遺精，是由於神經系統的過度興奮而引起的疲勞，神經衰弱，而出現對性反應的快速的反射活動。

　　中醫認為，此病病因主要包括以下幾點：①勞心太過。凡情志失調，勞神太過，則心陽獨亢，心陰被灼，心火不能下交腎水，腎水不能上濟於心，心腎不交，水虧火旺，擾動精室而遺精。②慾念不遂。少年氣盛，情動於中，或心有戀慕，所慾不遂，或壯夫久曠，思慕色慾，皆令心動神搖，君相火旺，擾動精室而遺精。③飲食不節。醇酒厚味，損傷脾胃，溼熱釀

生，蘊而生熱，溼熱擾動精室，或鬱於肝膽，迫精下洩均可致遺精。④恣情縱慾。青年早婚，房事過度，或少年無知，頻繁手淫，或醉而入房，縱慾無度，日久腎虛精脫，或相火擾動精室，或腎不固精而成遺精。

遺精的病理變化總屬腎失封藏，精關不固。其病位主要在腎，與心、肝、脾三臟關係密切。病理因素為溼與火。病理性質有虛實之別，且多虛實夾雜。因君相火旺、溼熱下注，擾動精室，精關不固而遺者多屬實證；腎精虧損，封藏失職，精關不固而洩者多屬虛。在病理演變過程中往往出現陰虛火旺，陰虛溼熱等虛實夾雜之證。

厥陰肝木主疏泄，但全賴腎水涵養，若腎精不足，封藏失職，則肝必疏泄失常。少陽膽木主相火，以下降為順，其受病多為相火不降，灼傷肺金，陰液損傷，鬱熱內生，上擾心神，下擾精室而見失眠、遺精、盜汗、頭痛等症。酸棗仁湯用藥以養肝木，降相火為主，兼以清熱祛溼，培補中氣，寧心安神。故臨床上除治療失眠之外，凡見由相火不降，鬱熱內生之證如頭痛、遺精等均可應用酸棗仁湯加減治療，常可應手取效。

醫案精選
◎案

郝某，男，27歲。1989年10月7日初診。因夫婦分居半年，時常手淫圖快，近3個月來，常因夢中與異性交媾而遺精，每週4～5次，頭昏目眩，心煩心悸，入寐多夢，腰痠乏力，

舌紅少苔，脈細弦略數。中醫診斷為夢遺，證屬君相火旺。治以養心安神，瀉火止遺。予基本方加黃連 6g、梔子 9g。5 劑後睡眠轉佳，心煩消失，僅 1 次夢遺。上方去黃連、梔子，續服 5 劑，未曾遺精，臨床諸症若失，3 個月後隨訪，每月遺精不超過 2 次，精力充沛，身覺輕健。

按夢遺與心、腎、肝三臟關係最為密切，而心在夢遺中產生主導作用。朱丹溪曾提到主封藏者腎也，主疏泄者肝也，二者皆有相火，而其上繫於心。心者君火也，為物所惑而易動，心動則相火亦動，動則精自走。相火噏然而起，雖不交合，亦暗流而疏泄也。方中重用酸棗仁養血寧心，輔以茯苓、甘草健脾安神，佐以川芎調血養肝，配合知母、黃柏瀉相火以固精室。藥證合拍，故為夢遺之良方。藥理研究證明，酸棗仁、川芎可降低大腦皮質的過度興奮，故能減少性的衝動，有利於性功能之恢復，知母、黃柏能降低性神經系統的興奮性（所謂瀉相火），因而具有直接抑制遺精的作用。知母、黃柏尚有抗菌消炎之效，故對因前列腺炎、精囊炎引起的遺精療效尤著。

◎案

梁某，男，17 歲，學生。2011 年 7 月 19 日初診。主訴：遺精，夜間出汗，伴健忘、乏力半年，加重 7 天。患者於半年前出現遺精，夜間出汗，伴記憶力下降，學業成績日漸下滑，家長甚是憂心。曾在某中醫診所間斷服用六味地黃丸、知柏地黃丸、金鎖固精丸等藥物，效果均不佳，近 7 天遺精加劇，每夜 1～2 次，伴盜汗、乏力，遂由其母親陪同前來就診。症見：

遺精頻作，甚至無夢而滑出，伴汗出，醒後汗止。觀其性情孤僻，言語低怯，精神不振，不問則不答，問其有無手淫史，則面紅而低頭不語。查舌淡紅，苔薄白，脈細數。中醫診斷為遺精。證屬相火不降，肝失疏泄，熱擾精室，心腎不交。治以養肝清熱，滋陰降火，交通心腎。首先給予情志疏導，分析病情，告知此病是可以治癒的，但精遺太過對身心的危害很大，要端正學習態度，多參加體育活動，戒除手淫，忌食辛辣。方用酸棗仁湯加減。

處方：炒酸棗仁 18g，知母 12g，川芎 12g，茯苓 15g，炙甘草 9g，熟地黃 12g，桂枝 9g，生龍骨、生牡蠣各 12g。5 劑，囑其每日 1 劑，加水 1,500ml，煎 1 次，取藥液約 600ml，去滓，分 3 次溫服。

二診：7 月 25 日。連服 2 劑後遺精明顯減輕，未再盜汗，5 劑服完遺精已止，性格較前開朗，判若兩人。查舌質淡紅，苔薄白，脈細緩。上方再進 3 劑以鞏固療效，隨訪 1 年未復發。

按《證治要訣・遺精》中說：「有欲太過滑泄不禁者。」《折肱漫錄・遺精》說：「夢遺之證，其因不同……非必盡因於色慾過度，以致遺泄，大半起於心腎不交。凡人用心太過則火亢而上，火亢則水不升，而心腎不交矣。士子讀書過勞，功名心急者，多有此病。」精之藏制雖在腎，而精之主宰則在心，如腎精虧乏，相火易動。本案為少年男性，因處於青春發育期，讀書勞心，妄念易動，腎精暗耗，相火獨亢，腎水不藏，內擾心

神,熱擾精室,故遺精頻作;相火不降,鬱而化熱,虛熱蘊蒸,故盜汗;情志不遂,羞於言表而外顯性情孤僻。治療上首先給予情志疏導,遺精雖然是青春期正常的生理現象,但若太過頻繁則對青少年身心健康均有危害,囑其端正心態,戒除手淫。方中重用炒酸棗仁養肝,以助膽經相火下降,知母清虛熱,川芎理鬱,茯苓健脾安神,炙甘草補中氣之旋轉,加熟地黃滋補肝腎,加桂枝交通心腎,加生龍骨、生牡蠣以收斂其浮越。諸藥合用,相火下降而虛熱除,肝木疏泄正常,心腎相交,水火既濟,故遺精自止,諸症痊癒。

第七節　皮膚科疾病

一、神經性皮炎

神經性皮炎又稱慢性單純性苔蘚,是以陣發性皮膚搔癢和皮膚苔蘚化為特徵的慢性皮膚病,為常見皮膚病,多見於成年人,兒童一般不發病。

病因:①精神因素。目前認為是發生本病的主要誘因,情緒波動、精神過度緊張、焦慮不安、生活環境突然變化等均可使病情加重和反覆。②胃腸道功能障礙、內分泌系統功能異常、體內慢性病灶感染等,均可能成為致病因素。③局部刺激。如衣領過硬而引起的摩擦、化學物質刺激、昆蟲叮咬、陽

光照射、搔抓等，均可誘發本病的發生。

　　臨床表現：①本病初發時僅有搔癢感，而無原發皮損，由於搔抓及摩擦，皮膚逐漸出現粟粒至綠豆大小的扁平丘疹，圓形或多角形，堅硬而有光澤，呈淡紅色或正常皮色，散在分布。因有陣發性劇癢，患者經常搔抓，丘疹逐漸增多，日久則融合成片，肥厚、苔蘚樣變，表現為皮紋加深、皮嵴隆起，皮損變為暗褐色，乾燥、有細碎脫屑。斑片樣皮損邊界清楚，邊緣可有小的扁平丘疹，散在而孤立。皮損斑片的數目不定，可單發或泛發周身，大小不等，形狀不一。②好發於頸部兩側、項部、肘窩、膕窩、骶尾部、腕部、踝部，亦見於腰背部、眼瞼、四肢及外陰等部位。皮損僅限於一處或幾處為局限性神經性皮炎；若皮損分布廣泛，甚至泛發於全身者，稱為泛發性神經性皮炎。③自覺症狀為陣發性劇癢，夜晚尤甚，影響睡眠。搔抓後可有血痕及血痂，嚴重者可繼發毛囊炎及淋巴結炎。④本病為慢性疾病，症狀時輕時重，治癒後容易復發。

　　治療的目的主要是止癢，避免患者因搔癢而搔抓，從而進一步加重病情。①系統治療可選用抗組織胺類藥物、鈣劑等對症止癢，輔以維生素 B 群內服；搔癢嚴重者可選用鎮靜劑；皮疹泛發者可予 Procaine 靜脈封閉治療或聯合使用雷公藤類藥物。②局部治療可選用糖皮質激素軟膏、霜劑或溶液外用，肥厚者可封包或是聯合使用 10%黑豆餾油軟膏外用。難治性皮損可予局部皮損內注射曲安奈德注射液。

第三章　方劑臨床應用

酸棗仁湯治療機制

　　清代羅美《古今名醫方論》:「《經》曰:『肝藏魂』,『人臥則血歸於肝』。又曰:『肝者,罷極之本。』又曰:『陽氣者,煩勞則張,精絕。』故罷極必傷肝,煩勞則精絕,肝傷、精絕則虛勞虛煩不得臥明矣。」經文指出,人在睡眠狀態下血則歸於肝而肝則得養,反之則肝失血養。久之則出現肝血不足的一系列臨床症狀。即失眠心悸,虛煩不安,精神欠佳,咽乾口燥,舌紅,脈弦細。肝血不足則使肌膚失養而生風生燥出現搔癢,經常搔抓繼而皮膚出現乾燥,苔蘚樣改變。有諸內必形諸外,加味酸棗仁湯中,酸棗仁性平,味甘、酸,能補血養肝,益心安神;川芎性溫,味辛,既能活血又能行氣,能調血疏肝;知母性寒,味苦,質潤,能清熱降火,滋陰除煩;茯苓性平,甘、淡、無味,能寧心安神,另外配伍祛風止癢藥物,可達到滋陰養血、清熱降火、調血疏肝、安神除煩、祛風止癢的目的,對於神經性皮炎可獲良效。

醫案精選
◎案

　　周某,男,32歲。1992年12月初診。間歇性頸左側及左前臂內側劇癢,出丘疹3年餘。訴每於情緒激動、飲酒、日晒時犯病,初為劇癢,搔抓後成丘疹,漸融合成片,抓後有時出現血痂,伴失眠、心悸、咽乾舌燥、兩脅不適、納呆、頭暈、手足心熱。西醫皮膚科診斷為神經性皮炎,久塗複方松餾油軟

163

膏等療效不佳。查患者頸左側及左前臂內側各有一約 4cm×3cm 淡褐色、融合成片的丘疹，表面覆有少量鱗屑及血痂，邊緣有搔痕，皮損肥厚呈苔蘚化。舌紅少苔，脈濡細而數。中醫診斷為牛皮癬（非銀屑病，銀屑病西醫診斷為牛皮癬）。證屬肝陰不足。治以滋補肝陰，安神清心祛風。方用酸棗仁湯加減。

處方：酸棗仁30g，川芎、茯苓各15g，知母10g，甘草6g，蟬蛻、牛蒡子、白鮮皮各15g，生山楂30g。7劑，每日1劑，水煎服。

二診：自訴失眠、心悸、咽乾舌燥、納呆好轉，皮疹面積稍縮小，癢減輕。查其舌紅少苔，脈細數。原方去生山楂再進7劑。

三診：自訴前臂內側皮疹消退，頸左側皮疹面積明顯縮小，諸症明顯減輕。查其舌苔正常、脈沉細。原方去生山楂，又進7劑後痊癒。

按酸棗仁湯證是由肝血不足，陰虛內熱，虛火擾心所致。由於營血不足，陰虛陽亢，虛火擾心，故見失眠、心悸、頭暈等症；陰虛內熱，故見咽乾舌燥、脈細數，治以滋補肝陰，安神清心祛風。方中酸棗仁養肝血、安心神為君，川芎調血養肝，茯苓寧心安神為臣；知母滋陰降火、清熱除煩為佐；甘草和中緩肝為使。諸藥合用，使肝血得養，虛熱得清，心神安定，睡眠自寧。本方證以失眠、心悸、咽乾，舌紅，脈細數為辨證要點。

二、痤瘡

痤瘡是毛囊皮脂腺的一種慢性炎症性皮膚病，主要好發於青少年，對青少年的心理和社交影響很大，但青春期後往往能自然減輕或痊癒。臨床表現以好發於面部的粉刺、丘疹、膿皰、結節等多形性皮損為特點。

痤瘡的發生主要與皮脂分泌過多、毛囊皮脂腺導管堵塞、細菌感染和炎症反應等因素密切相關。進入青春期後人體內雄激素特別是睾酮的水平迅速升高，促進皮脂腺發育並產生大量皮脂。同時毛囊皮脂腺導管的角化異常造成導管堵塞，皮脂排出障礙，形成角質栓即微粉刺。毛囊中多種微生物尤其是痤瘡丙酸桿菌大量繁殖，痤瘡丙酸桿菌產生的脂酶分解皮脂生成游離脂肪酸，同時趨化炎症細胞和介質，最終誘導並加重炎症反應。

痤瘡屬中醫學「粉刺」的範疇，古代醫籍對此早有論述，王冰注《素問·生氣通天論》曰：「皶刺長於皮中，形如米，或如針，久者上黑，長一分餘，色白黃而瘦於玄府中，俗曰粉刺。」中醫學認為，痤瘡的發生與多個臟腑有關，外感、內傷均可導致此病。《素問·刺禁論》曰：「心部於表。」《素問·六節臟象論》曰：「心者，生之本，神之處也，其華在面。」《素問·至真要大論》曰：「諸痛癢瘡，皆屬於心。」以上說明心與發於表的痤瘡有密切關係。《靈樞·五癃津液別》曰「腎為之主外」皮毛屬於「外」，可見發於「外」的痤瘡，與腎也有連繫。《素問·生氣

通天論》云：「營氣不從，逆於肉理，乃生癰腫。」氣血不和，氣血逆亂，運行不暢可導致痤瘡的發生。《素問·生氣通天論》云：「寒薄為皶，鬱乃痤。」外感寒邪鬱閉也可導致痤瘡。《外科正宗》曰：「肺風、粉刺、酒渣鼻三名同種，粉刺屬肺，酒渣鼻屬脾，總皆血熱鬱滯不散。」說明痤瘡的發生與肺、脾有關，與血熱、瘀血阻滯也關係密切。

目前中醫治療痤瘡，一般將其分為肺經風熱、溼熱蘊結、痰溼凝結三型論治，肺經風熱證，治以清肺散風，方用枇杷清肺飲加減；溼熱蘊結證，治以清熱化溼，方用枇杷清肺飲合黃連解毒湯加減；痰溼凝結證，治以化痰健脾滲溼，方用海藻玉壺湯合參苓白朮散加減。另外可選用鵝黃散、三黃洗劑、顛倒散洗劑、痤瘡洗劑等外搽來結合治療。據文獻記載，痤瘡尚可另分出血虛一型，對於血虛型痤瘡，酸棗仁湯往往可獲得較好療效。

醫案精選

◎案

易某，女，28歲。2012年12月15日初診。主訴：面部痤瘡反覆發作3年。初起為分散小丘疹，偶用手擠壓，有米粒大小白色脂栓，症狀時輕時重，反覆發作。就診時患者兩顴部有小紅色丘疹，局部融合成小片，色紅而不鮮。月經週期28～30天，經期5天，經量較少，經期偶有乳脹、小腹脹，無腰痛；白帶量、色、質可，無異味。時有心慌易驚，夜寐多夢，脾氣

第三章 方劑臨床應用

較急躁，孕產次數 1-0-1-1，夏天畏熱，冬天畏寒，手足不溫，胃納較少，大便乾結，1～2日1行，既往有節食減肥史。舌質淡紅，苔薄白，脈細略弦。中醫診斷為痤瘡。證屬血虛。

處方：酸棗仁 10g，川芎 6g，炙甘草 6g，白芍 10g，炮薑 6g，當歸 10g，阿膠 10g，柏子仁 10g，知母 6g。水煎服，每日1劑，15 劑為1個療程。

囑其保暖、增加營養。

二診：2013 年1月16日。痤瘡基本消失，餘症亦基本痊癒，隨診半年未再復發。

按血虛型痤瘡發病的病因病機：一方面，根據陰陽對立制約關係，陰血虧虛，不能制陽，虛火相對偏旺，火性炎上，循陽明、太陽經上衝而在面、胸、背部發為痤瘡。另一方面，《景岳全書》曰：「凡人之氣血猶源泉也，盛則流暢，少則壅滯，故氣血不虛不滯，虛則無有不滯者。」陰血虧虛，血虛而致瘀，瘀血阻滯局部而發痤瘡。再一方面，陰血虧虛，濡養之力不足，使痤瘡發而色不鮮，病情反覆發作難癒。由此可見，該型痤瘡是以血虛為本，虛火、血瘀等為標，治以養血為主，可兼顧活血清虛熱。故以芍藥甘草湯合酸棗仁湯加減治療。兩方均出自《傷寒雜病論》，芍藥甘草湯在原書中治療傷寒汗後陰虛的腳攣急症。酸棗仁湯在原書中治療肝血不足，虛熱內擾的失眠症。兩方加減合用，其中白芍味酸苦，性微寒；酸棗仁味酸性平；炮薑味苦、澀，性溫；甘草味甘，性平。《素問·陰陽應象大論》

曰：「氣味辛甘發散為陽，酸苦湧泄為陰。」辛甘化陽，酸甘、苦甘化陰。所以芍藥、酸棗仁、炮薑與甘草配伍應用能酸甘、苦甘化生陰血。阿膠為血肉有情之品，能養血滋腎；當歸、川芎能養血活血理氣；知母能補不足之陰，兼能清內炎之火。上藥配伍，補血，行血，退虛熱，陰血得充，虛火得降，瘀滯得通，則痤瘡可癒。

三、汗證

汗證是指由於陰陽失調，腠理不固，而致汗液外泄失常的病症。其中，不因外界環境因素的影響，而白晝時時汗出，動輒益甚者，稱為自汗；寐中汗出，醒來自止者，稱為盜汗，亦稱為寢汗。

正常的出汗，是人體的生理現象，本節所論述的自汗、盜汗，均為汗液過度外泄的病理現象。《明醫指掌·自汗盜汗心汗證》對自汗、盜汗的名稱做了恰當的說明：「夫自汗者，朝夕汗自出也。盜汗者，睡而出，覺而收，如寇盜然，故以名之。」

自汗、盜汗是臨床雜病中較為常見的一個病症，中醫對其有比較系統性、完整的認識，若辨證用藥恰當，一般均有良好的療效。

早在《黃帝內經》即對汗的生理及病理有了一定的認識。明確指出汗液為人體津液的一種，並與血液有密切關係，所謂血汗同源。故血液耗傷的人，不可再發其汗。並明確指出生理性

的出汗與氣溫高低及衣著厚薄有密切關係。如《靈樞・五癃津液別》說:「天暑衣厚則腠理開,故汗出……天寒則腠理閉,氣澀不行,水下流於膀胱,則為溺與氣。」在出汗異常的病症方面,談到了多汗、寢汗、灌汗、絕汗等。《金匱要略・水氣病脈證并治》首先記載了盜汗的名稱,並認為由虛勞所致者較多。《三因極一病症方論・自汗證治》對自汗、盜汗做了鑑別:「無問昏醒,浸浸自出者,名曰自汗;或睡著汗出,即名盜汗,或云寢汗。若其飲食勞役,負重涉遠,登頓疾走,因動汗出,非自汗也。」並指出其他疾病中表現的自汗,應著重針對病源治療,謂「歷節、腸癰、腳氣、產褥等病,皆有自汗,治之當推其所因為病源,無使混濫」。朱丹溪對自汗、盜汗的病理屬性做了概括,認為自汗屬氣虛、血虛、溼、陽虛、痰;盜汗屬血虛、陰虛。《景岳全書・汗證》對汗證做了系統性的整理,認為一般情況下自汗屬陽虛,盜汗屬陰虛。但「自汗盜汗亦各有陰陽之證,不得謂自汗必屬陽虛,盜汗必屬陰虛也」。《臨證指南醫案・汗》謂:「陽虛自汗,治宜補氣以衛外;陰虛盜汗,治當補陰以營內。」

《醫林改錯・血府逐瘀湯所治之症目》說:「竟有用補氣、固表、滋陰、降火,服之不效,而反加重者,不知血瘀亦令人自汗、盜汗,用血府逐瘀湯,一兩付而汗止。」補充了針對血瘀所致自汗、盜汗的治療方藥。

有少數人由於體質原因,平素易於出汗,而不伴有其他症狀者,則不屬本節範圍。正如《筆花醫鏡・盜汗自汗》說:「盜汗

為陰虛，自汗為陽虛，然亦有秉質如此，終歲習以為常，此不必治也。」中醫病因病機出汗為人體的生理現象。在天氣炎熱、穿衣過厚、飲用熱湯、情緒激動、勞動奔走等情況下，出汗量增加，此屬正常現象。在感受表邪時，出汗又是驅邪的一個途徑，外感病邪在表，需要發汗以解表。

汗為心之液，由精氣所化，不可過泄。除了伴見於其他疾病過程中的出汗過多外，引起自汗、盜汗的病因病機主要有以下 5 個方面：

①肺氣不足：素體薄弱，病後體虛，或久患咳喘，耗傷肺氣，肺與皮毛相表裏，肺氣不足之人，肌表疏鬆，表虛不固，腠理開泄而致自汗。

②營衛不和：由於體內陰陽的偏盛偏衰，或表虛之人微受風邪，導致營衛不和，衛外失司，而致汗出。

③心血不足：思慮太過，損傷心脾，或血證之後，血虛失養，均可導致心血不足。因汗為心之液，血不養心，汗液外泄太過，引起自汗或盜汗。

④陰虛火旺：煩勞過度，亡血失精，或邪熱耗陰，以致陰精虧虛，虛火內生，陰津被擾，不能自藏而外泄，導致盜汗或自汗。

⑤邪熱鬱蒸：由於情志不舒，肝氣鬱結，肝火偏旺，或嗜食辛辣厚味，或素體溼熱偏盛，以致肝火或溼熱內盛，邪熱鬱蒸，津液外泄而致汗出增多。

酸棗仁湯治汗證機制

不因天暑、衣厚、勞動及其他疾病，而白晝時時汗出者，稱為自汗；寐中汗出，醒來自止者，稱為盜汗。自汗多由氣虛不固，營衛不和；盜汗多因陰虛內熱；由邪熱鬱蒸所致者，則屬實證。益氣固表、調和營衛、滋陰降火、清化溼熱，是治療自汗、盜汗的主要治法。在目前臨床上自汗盜汗以陰虛火旺證多見，兼見心虛不固者亦不少，治療中，降火有耗氣之弊，補氣有助火之慮，酸棗仁湯藥用酸棗仁、川芎、知母、茯苓、甘草，主要功效為養血安神，清熱降火除煩，又可養陰益氣，加味配伍固澀斂汗藥物，臨床往往可獲得較好療效。

醫案精選

◎案

李某，男，46歲，公務員。1997年4月21日初診。該患者嚴重自汗、盜汗，伴失眠半年，曾在某醫院診斷為精神官能症，經中西藥治療，效果不佳。症見：自汗，動則尤甚，盜汗，失眠，心煩，夜間口乾，心悸，頭暈，舌質稍紅，脈細。辨證為心肝陰血不足，虛火內擾。治以養肝清心，安神斂汗。方選酸棗仁湯加味。

處方：酸棗仁20g，川芎10g，知母10g，茯神20g，當歸20g，麥冬10g，生地黃20g，五味子10g，龍骨30g，甘草5g。水煎服，每日1劑。

共服8劑，臨床症狀消失，舌脈正常。後以酸棗仁湯加麥冬、五味子5劑以鞏固療效。隨訪半年，未見復發。

按該患者長期從事腦力勞動，陰血暗耗，肝血不足，神失所養；心陰不足，則虛火內擾，迫津外出，故見失眠，心煩，自汗，盜汗而以盜汗為劇等症。方中酸棗仁湯養血安神，清熱除煩；加當歸養肝血；加麥冬、生地黃清熱養心陰；加五味子、龍骨安神斂汗。因心主神志，而汗血同源，汗為心液，心主神志的生理功能異常，也可引起汗液排泄異常。本案汗證養陰斂汗而不忘養肝清心安神，使神安而汗止，故能獲得滿意療效。

◎案

某，女。夜間盜汗3年餘，近期加重。每夜入睡即盜汗，醒後汗止，被褥盡溼，且伴有頭暈，耳鳴，心悸，四肢乏力，納差，舌苔紅，脈細弱。西醫診斷為自律神經功能失調。中醫診斷為盜汗。證屬心肝陰虛，營弱不守，虛熱內擾，衛氣不固。治宜滋陰斂汗，寧心安神。予酸棗仁湯加減。

處方：酸棗仁30g，知母10g，茯苓12g，甘草6g，黃耆45g，黨參30g，麥冬18g，生地黃18g，炙鱉甲12g（先煎），煅龍骨、煅牡蠣各20g（先煎），五味子10g，桂枝3g，白芍12g。每日1劑，水煎分早、晚2次服，藥用6劑後痊癒。

按酸棗仁湯有養心安神、清熱除煩之功。方中酸棗仁入心、肝二經，平肝養血寧心，味酸斂陰止汗，補肝血，養心血；川芎辛溫，芳香行氣活血，通達肝氣；茯苓補脾通陰，助酸棗

仁安神；知母滋陰瀉腎火，清熱潤燥除煩並緩川芎辛燥，為佐藥；甘草和中緩急，且防川芎疏肝瀉氣。

◎案

張某，女，38歲。夜間盜汗近3年餘，近期加重。每入睡即盜汗，醒後汗止，時有頭暈、耳鳴；曾服用玉屏風顆粒、黃耆生脈飲口服治療，效果不佳；近日盜汗加重，被褥盡溼，頭暈，耳鳴，心悸，乏力，納差，舌質紅，脈細弱。中醫診斷為盜汗。辨證屬心肝陰不足，虛熱內擾，衛氣不固。治以滋陰斂汗、寧心安神。方擬酸棗仁湯加減。

處方：酸棗仁30g，五味子、知母各10g，甘草6g，黃耆45g，黨參30g，麥冬、生地黃各15g，白芍、茯苓、炙鱉甲各12g（先煎），煅龍骨、煅牡蠣各20g（先煎）。水煎服，每日1劑。5劑症狀減輕，再進5劑痊癒。

按上症為肝血不足，血不養心，陰虛內熱所致，是心、肝二經病變，故用此方化裁獲效。

第八節　外科疾病

一、腹膜透析合併頑固性失眠

腹膜透析是利用人體自身的腹膜作為透析膜的一種透析方式。透過灌入腹腔的透析液與腹膜另一側的微血管內的血漿成

分進行溶質和水分的交換，清除體內瀦留的代謝產物和過多的水分，同時透過透析液補充機體所必需的物質。透過不斷地更新腹透液，達到腎臟替代或支持治療的目的。

酸棗仁湯治療機制

　　腹膜透析患者，常肝血、腎陰不足。肝血不足，陰虛內熱，母病及子，致心陰虧虛，熱擾心神，故至夜而不能入睡，睡亦不安；腎陰虧虛，腎水不能上濟於心，心火不能下達於腎，則心腎不交，心火亢盛；腎陰不足，又常影響及肝，出現水不涵木，肝陽上亢而出現失眠。因此導致失眠在腹膜透析患者中普遍存在，若不能及時有效糾正失眠，患者甚則出現焦慮或憂鬱狀態，嚴重影響生活品質。《金匱要略·血痹虛勞病脈證并治》云「虛勞虛煩不得眠，酸棗仁湯主之」，方中酸棗仁養肝陰，益心血，補心肝之體，與甘草酸甘合用以增養陰之力；川芎理血疏肝，調暢氣血而順心肝之用，與酸棗仁相合一散一收，陰陽合一；知母清虛熱除煩，茯苓寧心安神；全方共奏養陰清熱，寧心安神之效，對腹膜透析合併失眠的患者有奇效。

醫案精選

◎案

　　李某，女，47歲。2012年9月17日初診。患者失眠、多夢易醒8個月。病史：患者慢性腎衰竭20餘年，尿毒症腹膜透析6年半，既往高血壓12年，平素口服 Amlodipine besylate，血壓控制在（120～150）/（70～90）mmHg，化驗血肌酐800～

950μmol/L，尿素氮 15.5～24.8mmol/L，血紅素濃度 95～111g/L。8 個月前患者無明顯誘因出現失眠、多夢易醒，每日睡眠不足 2 小時，白天精神不振，經加強腹膜透析、口服鎮靜助眠藥後症狀緩解不明顯，為求中醫藥治療前來就診。

刻診：精神萎靡，已連續 5 日睡眠不足 2 小時，多夢易醒，情緒煩躁，頭重如裹，腰膝痠軟，五心煩熱，納少，24 小時尿量約 400ml，腹膜透析順利，24 小時超濾量 800～1,000ml，大便日 1 行，舌紅少苔，脈弦細數。

中醫診斷為失眠。證屬肝腎陰虧血虛，熱擾心神。治以滋養肝腎之陰，清熱寧心安神。方以酸棗仁湯加減。

處方：酸棗仁 30g，茯苓 30g，川芎 10g，知母 10g，肉桂 10g，黃連 10g，當歸 15g，鬱金 10g，生薑 3 片，大棗 4 枚，甘草 10g。7 劑，水煎服，每日 1 劑。

二診：9 月 24 日。睡眠品質較前改善，每日可入睡 3 小時，多夢較前緩解，仍覺腰膝痠軟、無心煩熱，舌紅少苔，脈弦細數。前方治療有效，效不更方，繼予前方加減治療。

處方：酸棗仁 30g，茯苓 30g，川芎 10g，知母 10g，肉桂 10g，黃連 10g，女貞子 30g，墨旱蓮 30g，杜仲 10g，生薑 3 片，大棗 4 枚，甘草 10g。

此方加減服用 4 月餘，患者精神轉佳，每日可睡眠 4～5.5 小時，醒後可解乏，納食較前增多，偶感腰膝痠軟及五心煩

熱，24 小時尿量及腹膜透析超濾量較前無明顯變化。此後隨訪至 2014 年 3 月，患者每日均能入睡 4～5.5 小時，未再出現多夢易醒，腰膝痠軟及五心煩熱消失。

按根據患者失眠、多夢易醒，舌脈等，辨證為肝腎陰虧血虛，熱擾心神。治以酸棗仁湯合交泰丸加減滋養肝腎之陰，清熱寧心安神。《金匱要略·血痹虛勞病脈證并治》云：「虛勞虛煩不得眠，酸棗仁湯主之。」《素問·陰陽應象大論》曰：「年四十而陰氣自半也，起居衰矣。」肝血不足，陰虛內熱，母病及子，致心陰虧虛，熱擾心神，故至夜而不能入睡，睡亦不安。《類證治裁·不寐》：「陽氣自動而之靜，則寐；陰氣自靜而之動，則寤；不寐者，病在陽不交陰也。」若因腎陰虧虛，腎水不能上濟於心，心火不能下達於腎，則心腎不交，心火亢盛；腎陰不足，又常影響及肝，出現水不涵木，肝陽上亢而出現失眠。用酸棗仁湯養血而補心肝之體。川芎調暢氣血而順心肝之用，一散一收，陰陽合一。黃連瀉心火，少量肉桂引火歸原。但又恐滋陰之力不及，又合女貞子、墨旱蓮，助知母養陰清熱，寧心安神，使水足而神自寧，火清而魂自安。諸藥合用滋養肝腎之陰，清熱寧心安神。

二、外傷後頑固性眩暈

眩暈是目眩和頭暈的總稱，以眼花、視物不清和昏暗發黑為眩；以視物旋轉，或如天旋地轉不能站立為暈，因兩者常同

時並見,故稱眩暈。

外傷性眩暈在臨床上仍十分多見,約占腦外傷後症候群的 50%,它是由顱腦損傷所引發的,以平衡障礙為特徵的運動性幻覺。由於以往對本病大多只為對症治療,至今尚無理想的治療方法,患者往往痛苦不堪,嚴重影響生活和工作。文獻報導,酸棗仁湯,對於外傷後眩暈,有一定的治療效果。

醫案精選
◎案

某,女,35 歲。2004 年 9 月 15 日初診。主訴:間斷頭暈 9 年,加重 1 個月。9 年前夏天的一個下午,餵自家的耕牛後,牽牛時被牛前蹄踢頭部右側,當即暈倒不省人事。因家中無人,自己醒來時已是傍晚,當時自覺頭劇痛如裂,耳後有一雞蛋大小血腫,面頰皮膚擦傷,右耳道外有血跡。在家人陪同下到診所取 Oxytetracycline 服用,未再做進一步檢查及治療。休息半月後耳後血腫、皮膚擦傷癒,遺留下頭暈後遺症。每因感冒勞累頭暈加重,頭暈時頸項不敢轉動,眼前發黑。每次發作自服 Analgin 0.5g,每日 3 次;Oxytetracycline 0.5g,每日 3 次,症狀多能緩解。患者 1 個月前因感冒,頭暈症狀加重,仍服用上藥 3 天,症狀反而加重,後又在診所打點滴治療 3 天,藥名、劑量不詳。症狀仍然不緩解,反而頭暈症狀加重,閉目不敢睜眼。3 天前其夫接其來就診。就診時查:體溫 36.6℃,HR 72 次/分,呼吸 18 次/分,BP 75/45mmHg,扶入病房,閉目不能睜

眼。發育正常，營養一般，面色萎黃，體檢合作，問答切題，肺（－），心尖部心音稍亢，腹（－）。生理反射存在，病理反射未引出。症見：頭暈，心慌，耳鳴，噁心，舌質淡，苔薄白，脈弱。當時患者家屬要求服用中藥治療，以經濟困難為由，拒絕做其他檢查。故 CT 及頸椎正側位 X 線片、血液常規均未檢查。經過四診合參，中醫診斷為眩暈。證屬寒溼困脾。治以辛散風寒，燥溼健脾。方用藿香正氣丸加減。

處方：藿香 12g，紫蘇 10g，白芷 10g，半夏 10g，茯苓 10g，桔梗 10g，白朮 12g，厚朴 10g，生龍骨、生牡蠣各 18g，澤瀉 10g，生薑 3 片，大棗 3 枚，陳皮 10g，2 劑。每日 1 劑，水煎分 2 次口服。

二診：2004 年 9 月 17 日。仍頭暈，眼稍敢睜，頸項不敢轉動，頭重如頂磨盤，舌質稍紅，苔薄白，脈左弱右弦。BP 90/70mmHg。效不更方，藿香正氣丸加減。

處方：藿香 12g，紫蘇 10g，白芷 10g，半夏 10g，茯苓 10g，桔梗 10g，白朮 12g，厚朴 10g，生龍骨、生牡蠣各 18g（先煎），澤瀉 10g，生薑 3 片，大棗 3 枚，陳皮 10g，白蒺藜 10g，車前草 15g，乾薑 10g。3 劑，每日 1 劑，水煎分 2 次口服。

三診：2004 年 9 月 20 日。頭暈耳鳴減輕，已能自己步入病房，頸部左右可輕轉，不敢快轉。仍心急失眠，舌質紅，苔薄脈左弱右滑。證屬心經瘀熱，脾被溼困。治以清心經熱，燥溼健脾。方用酸棗仁湯加味。

處方：炒酸棗仁 15g，川芎 10g，遠志 10g，茯苓 10g，甘草 6g，生龍骨、生牡蠣各 18g（先煎），澤瀉 10g，生薑 3 片，白蒺藜 10g，車前草 15g，乾薑 10g，大棗 3 枚。7 劑，水煎服，每日 1 劑。

四診：2004 年 9 月 28 日。步入病室，行走如常人。自訴頭暈消失，仍心急失眠，疲乏氣短，飲食好，舌質淡，苔薄白，脈弱。方用瓜蔞薤白半夏湯加酸棗仁湯加補中益氣湯加減。

處方：瓜蔞 10g，薤白 10g，半夏 10g，炒酸棗仁 10g，川芎 10g，遠志 10g，茯苓 10g，甘草 6g，黨參 50g，白朮 12g，黃耆 15g，升麻 6g，當歸 10g，陳皮 10g。7 劑，水煎服，每日 1 劑。

五診：2004 年 10 月 14 日。現中午 12 點偶有心慌，如果白天心慌，則晚上失眠，晨起疲乏（患者仍拒做血液常規及心電圖等任何檢查），舌質紅，苔薄白，脈細數。方用瓜蔞薤白半夏湯合導赤散加減。

處方：瓜蔞 10g，薤白 10g，半夏 10g，木通 6g，竹葉 10g，生地黃 10g，甘草 6g，黃連 3g。7 劑，水煎服，每日 1 劑。

半年後隨訪，患者已無不適，做農事如前，現感冒後仍有頭暈、噁心等症狀，較前明顯減輕，自服感冒藥後症狀消失，頭暈再無發作。

按本案患者頭暈先是由外傷引起,受傷當時頭痛劇烈,而頭皮無外傷,考慮有顱內出血的可能,因當時未做進一步檢查,只能根據病史症狀推斷。故患者休息2週後一直有頭暈後遺症。中醫治療是辨證論治而非辨病論治,本案患者自就診到治癒非用一個方劑,而是根據四診合參選用方劑,充分表現了中醫學「遵於法而不拘泥於法」的思想。在三診、四診時用到了酸棗仁湯,主要是患者有心急失眠之症。眩暈患者,往往睡眠受到影響,因而常常合併有心急、心煩、失眠等證,嚴重影響患者生活品質,若不加以積極治療,往往還會加重患者眩暈病情。

第九節　其他

一、鼻出血

鼻出血（epistaxis）又稱鼻衄,是臨床常見症狀之一,多因鼻腔病變引起,也可由全身疾病所引起,偶有因鼻腔鄰近病變出血經鼻腔流出者。鼻出血多為單側,亦可為雙側;可間歇反覆出血,亦可持續出血;出血量多少不一,輕者僅鼻涕中帶血,重者可引起失血性休克;反覆出血則可導致貧血。多數出血可自止。在中醫屬於「血證」範疇。

主要可因外傷、氣壓性損傷、鼻中隔偏曲、炎症、腫瘤、鼻腔異物、鼻腔水蛭等局部原因或因血液疾病（血小板量或質的

第三章　方劑臨床應用

異常、凝血機制的異常)、急性傳染病(流感、鼻白喉、麻疹、瘧疾、猩紅熱、傷寒及傳染性肝炎)、心血管疾病(動脈壓過高、靜脈壓增高等)、維生素缺乏(維生素 C、維生素 K、維生素 P 及微量元素鈣等缺乏)、化學藥品及藥物中毒、內分泌失調等全身原因而引起發病。

西醫治療此病,主要是局部止血治療加藥物止血,必要時需行手術治療,雖然止血迅速,但方法複雜,治標不治本。中醫則將其分為熱邪犯肺、胃熱熾盛、肝火上炎、氣血虧虛四型來論治,臨床往往可獲得良好的治療效果。

鼻衄多由火熱迫血妄行所致,其中肺熱、胃熱、肝火為常見。另有少數患者,可由正氣虧虛,血失統攝引起。

醫案精選

◎案

李某,男,42 歲。1980 年 12 月 15 日初診。患者素體虛弱,遇事心小膽怯,易於驚恐。10 天前因夜行受驚,即於當晚寐中鼻衄,此後時流時止,每於驚恐膽怯時發作,近 1 週來,頭暈心悸,不能熟睡,常於夢中驚醒。曾用西藥止血消炎劑和中藥清熱涼血劑治療,效均不著。見其面色萎黃,鼻衄不止,掌心發熱,舌邊尖紅,脈弦細。血液常規及血小板計數正常,出血時間為 30 秒,凝血時間為 2 分 30 秒。辨證為心膽氣虛,肝不藏血。治以滋陰養血,安神鎮驚。方用酸棗仁湯加味。

處方：酸棗仁 20g（先煎），知母 12g，川芎 12g，茯苓 12g，炙甘草 6g，五味子 12g，龜板膠 10g（烊化）。3 劑，水煎服。

二診：12 月 18 日。服上方 1 劑後鼻衄止，服 3 劑後，餘症大減，但夜間仍覺心虛膽怯。舌尖紅潤，切脈小弦。藥中病所，效不更方，依上方去龜板膠，加硃砂 2g（另沖），以安神定驚。

三診：12 月 20 日。服上藥 2 劑，諸症悉除。出血時間為 1 分 30 秒，凝血時間為 2 分 30 秒。為鞏固療效，服硃砂安神丸 1 盒以善其後。3 個月後隨訪，病未復發。

按本案患者外受驚恐，傷及心肝。心傷則神無所歸，致驚悸而不寐，肝傷則疏泄失職，血不歸藏，血出鼻竅而衄矣。肝膽為表裏，肝傷膽亦虛，故易膽怯驚恐。方用酸棗仁湯，旨在養肝鎮驚。方中以酸棗仁養血安神。佐川芎行氣活血，使血歸藏，魂居膽壯，鼻衄自止，茯苓寧神，炙甘草健脾緩肝，知母清熱除煩，龜板膠滋陰養血，五味子之酸甘，收耗散之氣陰以護肝膽。諸藥相使，切合證情，直達病所，故獲良效。

二、肝豆狀核變性精神障礙

肝豆狀核變性又稱威爾森氏症，是一種常染色體隱性遺傳的銅代謝障礙疾病，由於銅在體內過度蓄積，損害肝、腦等器官而致病。

第三章　方劑臨床應用

　　本病在 10 ～ 25 歲出現症狀，男性稍多於女性，同胞中常有同病患者。一般病起緩漸，臨床表現多種多樣，主要症狀為：①神經系統症狀。常以細微的震顫、輕微的言語不清或動作緩慢為其首發症狀，以後逐漸加重並相繼出現新的症狀。典型者以錐體外症候群為主，表現為四肢肌張力強直性增高，運動緩慢，面具樣臉，語言低沉含糊，流涎，咀嚼和吞嚥常有困難。不自主動作以震顫最多見，常在活動時明顯，嚴重者除肢體外頭部及軀幹均可波及、此外也可有扭轉痙攣、舞蹈樣動作和手足徐動症等。精神症狀以情感不穩和智能障礙較多見，嚴重者面無表情，口常張開、智力衰退。少數可有腱反射亢進和錐體束徵，有的可出現癲癇樣發作。②肝臟症狀。兒童期患者常以肝病為首發症狀，成人患者可追溯到「肝炎」病史。肝臟腫大，質較硬而有觸痛，肝臟損害逐漸加重可出現肝硬化症狀，脾臟腫大，脾臟功能亢進，腹水，食道靜脈曲張破裂及肝昏迷等。③角膜色素環 (K-F 環) 角膜邊緣可見寬 2 ～ 3mm 的棕黃或綠褐色色素環，用裂隙燈檢查可見細微的色素顆粒沉積，為本病重要體徵，一般於 7 歲之後可見。④腎臟損害。因腎小管尤其是近端腎小管上皮細胞受損，可出現蛋白尿、糖尿、氨基酸尿、尿酸尿及腎性佝僂病等。⑤溶血。可與其他症狀同時存在或單獨發生，由於銅向血液內釋放過多損傷紅血球而發生溶血。⑥其他。骨質疏鬆、骨骼變形、病理性骨折等。

　　對於其治療，目前主要是驅銅治療及保肝護肝治療，且應

早期診斷，堅持終身，配合低銅高蛋白飲食。早期的驅銅治療，可防止肝臟和精神官能症狀的發生，如已發生也可得到改善。未經治療的患者多在症狀發生後數年內死亡。

中醫對於此病的治療報導較少，但對於改善其精神症狀方面，確有良效。酸棗仁湯，以酸棗仁、茯苓、知母、川芎、甘草組方，雖寥寥數味，然補益肝血之功頗宏。既用酸棗仁至二升以養肝血，復以茯苓、甘草益氣健脾，助化源以資肝，知母清潤育陰，滋腎水，補腎以養肝，更佐以川芎調血養肝。總之，肝血充，肝陰足，魂得所養而自斂，虛煩得止而寐可安。

醫案精選

◎案

尚某，女，23歲，未婚。1981年1月5日初診。患肝豆狀核變性已7年，頭部與右側肢體皆震顫，手足強直拘攣，併發精神障礙，性情急躁，虛煩不眠，幻聽頗重。自謂為人所嘲諷與辱罵，惶懼焦慮，坐臥不安，常且哭且笑，肌膚消瘦而乾枯，面色萎黃，有暗紫色斑，雙目乾澀而昏，有棕色角膜色素環。爪甲枯白扁平，舌淡紅，舌邊有青色斑點，脈細澀。此乃肝血虛挾瘀之候也，予酸棗仁湯，加紅花3g、鬱金9g，以助川芎活血化瘀，通肝調榮；並加龍齒、靈磁石各30g以鎮斂浮魂。服藥25劑，幻聽消失明顯，虛煩不眠之象亦減；繼服30劑，幻聽盡失，夜寐亦安，且肌膚略潤，面部暗紫色斑及舌邊青色斑點漸退，肢體震顫及手足拘攣亦稍減，上方去紅花、鬱金、

龍齒、磁石，又稍事加減，迭進 150 餘劑，病告痊癒，隨訪至今，情況良好。

按《金匱要略》中此方諸品原用量為酸棗仁二升，甘草一兩，知母二兩，茯苓二兩，川芎二兩。據古今醫家臨床經驗，以酸棗仁 60g，甘草 10g，知母 15g，茯苓 12g，川芎 9g 為宜。關於此方之主證，張仲景簡言之為「虛勞虛煩不得眠」，「虛勞」者，泛指由氣血、臟腑虛損之諸症，因此方之主證病機係肝陰（血）虛，故當視為「虛勞肝極」，除「虛勞不得眠」之外，諸如頭暈目眩、耳聾、目眩、咽乾口燥、舌質淡紅、脈弦細或細數、爪甲枯白或扁平、凹陷，或手足拘攣、肢體震顫等亦為常見之症。

三、慢性疲勞症候群

慢性疲勞症候群（CFS）又稱雅痞症、慢性伯基特淋巴瘤病毒（EBV）、慢性類單核白血球增多症等。是一種身體出現慢性疲勞症狀的病症，具體定義是長期間（連續 6 個月以上）原因不明的強度疲勞感覺或身體不適。其症狀包括發熱、喉嚨痛、淋巴結腫大、極度疲勞、失去食慾、復發性上呼吸道感染、小腸不適、黃疸、焦慮、憂鬱、煩躁及情緒不穩、睡眠中斷、對光及熱敏感、暫時失去記憶力、無法集中注意力、頭痛、痙攣、肌肉與關節痛，但無其他慢性器質性及精神性症候群。這些症狀與感冒及其他病毒感染相似，因此容易誤判。通常醫師會誤

診為臆想病、憂鬱症或精神引起的身體疾病。尚無針對此病毒的藥或疫苗，辨識此病並不容易，而且其症狀變化很大。

在1980年代晚期和1990年代初期，人類皰疹病毒第四型曾經被認為是一種可以引起慢性疲勞症候群的病毒，但後來證實了該病並非由單一因素引起。目前醫學界認為慢性疲勞症候群可能是由病毒感染、免疫系統問題、神經系統問題、精神疾病等多重因素造成。過去臨床及流行病學研究的結果對環境及其他風險因素的關係仍未能達到一致的看法。

臨床表現心理方面：慢性疲勞症候群患者有時心理方面的異常表現要比軀體方面的症狀出現得早，自覺也較為突出。多數表現為心情憂鬱，焦慮不安或急躁、易怒，情緒不穩，脾氣暴躁，思緒混亂，反應遲鈍，記憶力下降，注意力不集中，做事缺乏信心，猶豫不決。

身體方面：慢性疲勞症候群患者的體型多數為身體消瘦，但也不能排除少數可能顯示出體態肥胖。面容則多數表現為容顏早衰，面色無華，過早出現面部皺紋或色素斑；肢體皮膚粗糙，乾澀，脫屑較多；指（趾）甲失去正常的平滑與光澤；毛髮脫落，蓬垢，易斷，失光。

運動系統方面：全身疲憊，四肢乏力，周身不適，活動遲緩。有時可能出現類似感冒的症狀，肌痛、關節痛等，如果時間較長，累積數月或數年，則表現得尤為明顯，可有一種重病纏身之感。

消化系統方面：主要表現為食慾減退，對各種食物均缺乏食慾，尤以油膩為著。無飢餓感，有時可能出現偏食，食後消化不良，腹脹；大便形狀多有改變，便祕、乾燥或大便次數增多等。

神經系統方面：表現出精神不振或精神緊張，初期常有頭暈、失眠、心慌、易怒等；後期則表現為睡眠不足、多夢、夜驚、中間早醒、失眠等，甚至嗜睡、萎靡、懶散、記憶力減退等症狀。

泌尿生殖系統方面：伴隨精神異常，可以出現尿頻、尿急等泌尿系統症狀。此外，疲勞過甚的人，在容器中排尿最容易起泡沫，且泡沫停留時間長久。生殖系統症狀，在男子出現遺精、陽痿、早洩、性慾減退；女子出現月經不調或提前閉經、性冷淡等。長此下去，可能發生不孕不育症。

感官系統方面：在視覺系統主要表現為眼睛疼痛，視物模糊，對光敏感等；在聽覺系統則主要表現為耳鳴，聽力下降等。

由於西醫對慢性疲勞症候群的發病機制不十分明確，因此臨床缺乏有效的治療藥物。主要是建議患者盡量休息以及減少壓力，少量活動，多吃新鮮蔬菜。

酸棗仁湯治療機制

在中醫文獻中雖沒有慢性疲勞症候群（CFS）相應的記載，但疲勞作為中醫臨床中常見的症狀，在中醫古籍中常被描述為懈怠、懈惰、四肢勞倦、四肢不舉及四肢不欲動等。張仲景在

《金匱要略》中所論的百合病、臟躁病,《景岳全書》中所述的眩暈,以及歷代醫家有所描述的鬱證等,其病因、病機、症狀乃至治療都與 CFS 有某些相似之處。本病患者大多性格內向多思善慮,且以腦力勞動者為主,多靜息,少活動。因肝主疏泄、性喜條達,過度勞倦、內傷情志均可使肝氣虛弱而致病。《素問·六節臟象論》曰:「肝者,罷極之本,魂之居也。」肝氣虛,則疏泄無權,故見憂鬱不樂,表情淡漠,時欲嘆息,神疲;肝氣鬱結,肝血不足,木不疏土則致脾胃虛弱,運化無權,肌肉關節失於濡養,臨證可見四肢乏力、關節痠痛、納呆厭食、少氣懶言;肝血不足,心血失養則失眠健忘、心悸氣短等。正如唐容川《血證論》所謂:「木之性主於疏泄,食氣入胃,全賴肝木之氣以疏泄之,而水穀乃化。」人體臟腑功能活動全藉肝氣的疏泄及升發鼓舞,誠如周學海《讀醫隨筆》中所謂:「凡臟腑十二經之氣化,皆必藉肝膽之氣以鼓舞之,始能調暢而不病。」因此,採用張仲景經方酸棗仁湯,可養血補肝,益腎調脾,清心安神。

醫案精選

◎案

姜某,女,35 歲。近 10 個月時覺疲勞,四肢痠軟,頭痛失眠,月經量少、先後無定期,二便尚調,納穀不香。多方就診,療效不著,經友人介紹,來醫院就診。症見:面容乏華,精神不振,仍訴上述諸症皆備。舌邊尖紅,苔薄白,脈細弦。

診斷為慢性疲勞症候群，責之肝血不足，心火偏旺，脾土受抑。

治以養血柔肝，寧心調脾。疏以酸棗仁湯合黃連阿膠湯，加鉤藤 12g、麥冬 15g、炒穀芽、炒麥芽各 30g，2 週後複診，諸症已去七八。繼予原方去鉤藤，加柴胡 12g，複用 2 週。後以逍遙丸加天王補心丸鞏固。

按方中重用酸棗仁，入心、肝二經，養肝血，安心神；配茯苓加強寧心安神之效；川芎主入肝經，以調暢氣機，疏達肝氣，與酸棗仁相伍，酸收與辛散並用，相反相成，補肝之體，遂肝之用，具有養血調肝安神之妙；黃連、黃芩、知母清熱瀉火除煩；生地黃、白芍、阿膠養陰柔肝益腎，起滋腎陰，補心血之功，有交融水火之妙。故兩方聯合臨床用於治療慢性疲勞症候群，獲得了良好的療效。古人「肝為罷極之本」一說，誠不欺我！

四、夢遊

夢遊，是睡眠中自行下床行動，而後再回床繼續睡眠的怪異現象。在神經學上是一種睡眠障礙，症狀一般為在半醒狀態下在居所內走動，但有些患者會離開居所或做出一些危險的舉動。夢遊者下床後的行動期間，仍在沉睡狀態，大多數夢遊睡醒後對自己夜間的行動一無所知。少部分記憶清晰，但不敢確定是夢遊，以為自己只是做夢。

夢遊的方式五花八門，既有尋常的，又有離奇的。有的夢

遊症患者在熟睡之後，會不由自主地從床上突然爬起來胡說幾句；甚至有條不紊地穿好衣服，煮起飯來；或跑到外面兜了一圈後，又回來睡在床上，待到翌日醒來卻對夜間發生的事毫無印象。

據統計，夢遊者的人數占總人口的 1%～6%，其中大多是兒童和男性，尤其是那些活潑與富有想像力的兒童，大多都出現過數次。而患有夢遊症的成年人大多是從兒童時代遺留下來的。如果將僅出現一次夢遊的兒童也算進去，夢遊的出現率約 25%。一般來說，兒童夢遊不算什麼大毛病。相比之下，成人夢遊則少得多了，但成人夢遊則是一種病態行為。

形成原因：研究顯示，夢遊主要是人的大腦皮層活動的結果。大腦的活動，包括興奮和抑制兩個過程。通常，人在睡眠時，大腦皮質的細胞都處於抑制狀態之中。倘若這時有一組或幾組支配運動的神經細胞仍然處於興奮狀態，就會產生夢遊。夢遊行動的範圍往往是夢遊者平時最熟悉的環境以及經常反覆做的動作。

診斷標準：①夢遊的一般特徵。夢遊顯然是一種變異的意識狀態。患者與周圍環境失去了連繫，他似乎生活在一個私人的世界裡。他的情緒有時會很激動，甚至會說一大堆的胡話，旁邊人很難聽懂他在講什麼。他似乎在從事一項很有意義的活動。這種活動往往是他壓抑的痛苦經歷的象徵式重現。夢遊結束後，患者對夢遊一無所知。②《精神障礙的診斷與統計手冊》

(DSM-Ⅲ)的診斷標準。DSM-Ⅲ中的診斷標準是心理學界對夢遊症的最新定義，主要包括如下5點：常有睡眠中起床行走行為，通常發生在主要睡眠階段的最初第三期；當夢遊時，患者臉部表情呆板，對他人的刺激基本上不做反應，夢遊者也很難被強行喚醒；清醒時（不管是在夢遊結束後，還是在第二天早晨）患者對夢遊中所發生的一切大都遺忘了；當從夢遊狀態醒來後的短時間內，患者心理活動與行為均無損傷（儘管醒來最初一刻，患者有迷糊與定向力障礙）；夢遊的起始及進行過程中沒有諸如癲癇症一類的器質性因素加入。

預防和治療：由於夢遊可能出現一定的危險，並可能引起別人的不安，影響當事人的心身健康，必須進行預防和治療。首先，兒童易出現夢遊不必過於驚恐，絕大部分隨著年齡的增大，中樞神經系統發育成熟會自癒。如果1週出現3次以上，病情會進一步延續到成年。其次，家庭要給予他們一個溫暖安全的生活環境，避免不良心理刺激。家中要做必要的安全防範，如門窗加鎖、房內不生火、不放危險物品。在夢遊期間，一般不主張喚醒他，以免出現過分的反應。再次，安定類藥物對該病有效，同時配合神經營養劑。

醫案精選
◎案

陳某，男，18歲。1993年4月20日初診。該患者6歲時在自家屋後林中玩耍，突然看見樹上懸著一條死蛇而受驚嚇，後

即出現寐中講夢話,逐漸發展為間發夜間默然而起,或在家中行走,或出戶亂走,然後歸床而睡,翌日醒後問其事,全無所知。曾在當地用中藥治療無效。刻診:夜間寐中遊走,頭暈,咽乾,舌質淡暗,脈弦細。辨證為陰血不足,虛火內擾,夾瘀。治以養血安神,清熱化瘀。方選酸棗仁湯加味。

處方:酸棗仁 20g,川芎 10g,知母 6g 茯神 15g,丹參 15g,當歸 20g,遠志 10g,龍骨 30g,甘草 5g。水煎服,每日 1 劑。

共服 20 餘劑,臨床症狀消失,舌脈正常。後以酸棗仁湯調治 2 個月,臨床痊癒,隨訪 2 年,未見復發。

按本案夜遊證起於驚嚇,驚則氣亂,使心肝氣機逆亂,氣血失調,病久則氣血運行不暢,陰血暗耗,虛火內擾,故見寐中遊走,頭暈,咽乾,舌質淡暗,脈細弦。方中酸棗仁湯養血清熱安神;加丹參、當歸養血活血,使神有所養;加遠志、龍骨安神定志,使神有所歸。全方消補並用,切中病機,療效滿意。

五、人格解體精神官能症

人格解體精神官能症,又稱人格解體障礙。為 10 組基本精神官能症中的 1 組,是以持續或反覆出現對自身或環境感到疏遠或陌生的不愉快體驗為特徵的精神官能症性障礙。這種異常體驗可出現於正常人疲乏時,吸毒和酗酒者,但歷時短暫;也可見於腦器質性損害,精神分裂症、憂鬱症、焦慮症等精神疾

病，作為其臨床表現的一部分。只有這類異常體驗單獨出現，持久存在，引起患者苦惱，或主動要求治療時，才屬於精神官能症。

本病作為精神官能症，在中外均較少見，關於本病的流行學資料有待補充。年齡多見於青少年期；40歲以後發病者甚少見到。女性患者較男性為多。

病因：人格解體可見於腦器質性疾病，如額葉癲癇，服用致幻劑的人，精神分裂症、憂鬱症、焦慮症等疾病；說明這類症狀可由多種原因引起。人格解體作為一種原發性精神障礙，其原因尚不清楚。一般認為與精神壓力因素有關，如戰爭、集中營等可導致精神緊張，較易出現這類症狀。有人認為這類症狀是由於精神整合功能削弱之後，患者對自身和環境中的客體感覺模糊和不實在所致。

臨床表現：可表現為人格解體，或現實解體，或二者兼而有之。

人格解體　患者自訴他的情感或內心體驗變得疏遠、陌生，不是他自己的，或已經喪失了；有的患者覺得他的情感和動作好像是別人的，或覺得他像在演戲；有的患者體驗到他的感覺已脫離了他的精神活動或軀體，好像是一位旁觀者；有的患者體驗到自己像一個機器人，像處於夢境之中；還有的患者自訴體驗不到自己的情感，或感到喪失了對自己精神或軀體的支配。患者知道這類體驗是異常的，但持續或反覆出現，無法

消除，因而感到十分痛苦。

  現實解體 患者自訴周圍環境或特定物體看起來很陌生、變了形、很平淡、毫無生氣、枯燥無味，或者覺得周圍像一個舞臺，每個人都在這個舞臺上演戲；可伴有時間或空間知覺的改變。

  患者的上述體驗如果呈發作性，可伴有頭昏、焦慮和恐懼，擔心自己會失去理智，或害怕這種現象再次出現。常突然發病，病程大多持續，遷延難癒，各種治療均見效甚微。部分病例為間歇性發作病程。

  本病的治療有一定困難。支持性心理治療是必要的；向患者解釋這類疾病屬功能性障礙，不會產生嚴重後果；加強自我鍛鍊，增強體質，有助於促進疾病緩解，減輕患者的緊張、焦慮。森田療法和催眠療法也可試用。

  藥物治療除針對焦慮、憂鬱，選用苯二氮平類或三環類藥物外，Clozapine 對有些病例有效，可以試用。胰島素昏迷治療，電抽搐治療，持續麻醉療法，乙醚吸入誘導興奮產生精神發洩作用等治療方法，曾經用於治療本病，均無明顯效果，不宜採用。

醫案精選

◎案

  某，男，27 歲。1992 年 5 月 22 日初診。患者不斷狠打自己的腿，詢之，謂：「我的身體不像是我的，打是為了激起真實

感！」又謂：「很熟悉的環境，我認不出來，整天像做夢一樣，照鏡認不出自己，我沒有了感情，不會愛，不會恨，身體也變形了。」據詢，平素心血不足，易怔悸，少眠，多夢魘，頭昏眼花；病起於7年前大學入學考熬夜，上述症狀曾短時出現，後持續出現，且日益嚴重，認為得了「怪病」，頗為焦慮、憂愁、憔悴。刻診：膚瘦，膚色蒼白無華而隱現枯黃，目光乏神，唇舌色淡，舌體瘦小，無苔，脈沉細無力。西醫診斷為人格解體精神官能症。中醫辨證為心血虛。予加味酸棗仁湯。

處方：酸棗仁90g，黃耆30g，知母6g茯苓15g，川芎6g，鬱金6g，防風6g，甘草9g。首煎加水1,300ml，煎約450ml，第二、第三煎均加水1,000ml，煎約400ml。

並予針灸心俞、神堂、神門、通里等穴，平補平瀉，針後艾灸，每日1次。囑多做功能活動鍛鍊與勞動，多哼小曲。治至65天，諸症有所減輕，於方中加路路通30g、甘松9g，以透心啟神達變。治至102天，諸症大減，治至164天獲癒。後予歸脾湯加減，囑續服40劑以鞏固之。月餘前其胞妹亦患此症來診，謂其兄經治獲癒後，迄今很好。

按此案人格解體精神官能症可謂「怪病」，一般多謂「怪病多痰」，然此案則非。據其膚瘦，膚色蒼白而隱現枯黃，而非雖膚瘦而膚色滯暗；目光乏神而非呆滯；唇舌色淡，舌體瘦小，無苔，脈沉細無力，而非唇舌淡暗，苔灰白濁膩，脈沉細小滑，加之其平素心血不足可知，此「怪病」非痰所致，乃心血虛

使然。《素問・六節臟象論》云：「心者，生之本，神之處也。」張景岳注：「心藏神，神明由之以變化，故曰：神之變。」患者心血虛，神失所養而失之「變」，故出現失卻真實感、自我陌生等象。治病求本，故以資養心血之酸棗仁湯為主治之，頗為患者所苦之「怪病」終獲良效。方中加甘溫益氣之黃耆，乃取「氣能生血」之理者也；患者頗為焦慮、憂愁、憔悴，故加少量鬱金以行氣舒鬱；加少量防風者，藉其微溫不燥，辛甘袪風之力以舒鬱，且助神達變者也。

◎案

張某，男，38歲。1968年12月5日初診。患者被推入診室，惶恐不安且戰抖不已。時而東張西望，欲伺機逃走，時而唏噓長嘆，以頭撞壁，欲尋自盡。家屬代訴：「患精神分裂症已10年，自認為遭親屬及他人陷害，時有被捕被害之虞。」曾長期服Chlorpromazine及化痰安神類藥品，病勢時輕時重。症見：膚略瘦而多灰垢，面晃略青，眩暈，煩躁不眠，舌質淡紅，舌苔中後稍有灰濁膩略乾，爪甲枯白扁平，脈弦細。此乃肝血虛損，魂失所養而浮越，復為濁痰乘間襲其舍而致也。予酸棗仁湯加枳實、膽南星各9g以助茯苓化痰清舍，俾肝血充，則浮魂得養而必斂，濁痰袪，則舍清而魂可歸宅。服藥30劑，被害妄想開始動搖，惶懼及虛煩不眠之象亦大減，且肌膚漸潔而有潤色，舌上濁苔亦去。於上方去枳實、膽南星，加龍齒30g，又服40劑，被害妄想消失，夜寐佳，神情怡然，後以上方製丸，囑續服10個月以鞏固，至今已17年未復發。

按張仲景此方雖寥寥數味，然補益肝血之功頗宏。既用酸棗仁至二升以養肝血，復以茯苓、甘草益氣健脾，助化源以資肝，知母清潤育陰，滋腎水，補腎以養肝，更佐以川芎調血養肝，肝血充，肝陰足，魂得所養而自斂，虛煩得止而寐可安。

六、藥物性焦慮

焦慮症，又稱為焦慮性精神官能症，是精神官能症這類疾病中最常見的一種，以焦慮情緒體驗為主要特徵。可分為慢性焦慮（廣泛性焦慮）和急性焦慮發作（驚恐障礙）兩種形式。主要表現為：無明確客觀對象的緊張擔心，坐立不安，還有自主精神官能症狀（心悸、手抖、出汗、尿頻等）。

醫案精選
◎案

陳某，男，20歲。2004年4月29日初診。患者因失眠、胡言亂語、痴笑、呆滯半年，於4月15日就診，西醫診斷為精神分裂症，予服Chlorpromazine治療。4月28日Chlorpromazine日用量為350mg，晨起情緒激動，自訴心裡難受，突然毆打其母，並在房間裡徘徊走動，不能靜坐，心煩易怒，伴口苦、納差，舌淡紅、苔薄白，脈細數。體檢：神經系統尚未見病理性體徵。西醫診斷為藥物性焦慮。中醫診斷為臟躁。治以寧心定志，清心除煩。方用酸棗仁湯加減。

處方：炒酸棗仁 30g，丹蔘 15g，五味子、茯苓、知母各 12g，黃芩 10g，龍骨、牡蠣各 20g（先煎），甘草 3g。每日 1 劑，水煎服。

二診：5 月 9 日。服 10 劑，患者已安靜，情緒平穩，納食及睡眠正常。續服 10 劑，症狀消除。

按藥物性焦慮是服用抗精神病藥物治療時常見的不良反應，多見於服藥治療 1～2 週，發生率約 20%。患者表現為無法控制的情緒，激動不安，不能靜坐，反覆走動，心煩氣躁，心悸，是因抗精神病藥物導致神經系統錐體外反應，常加用 Benzhexol 或苯二氮平類藥物治療，但不良作用大，甚至影響患者認知功能。治療以炒酸棗仁、五味子、丹蔘、龍骨、牡蠣寧心安神，斂陰定志；佐以黃芩、知母清心除煩，甘草和中緩急。藥證相合，療效甚佳，繼服以善後，且無不良反應。

下篇
現代研究

　　本篇從兩個部分對酸棗仁湯的應用研究進行論述：第一章不僅從現代實驗室的角度對酸棗仁湯全方的作用機制進行探索，還從組成酸棗仁湯的主要藥物藥理作用進行研究分析，為讀者提供了充分的現代研究作用基礎。第二章為現代應用研究，對酸棗仁湯的理論基礎、證治特色、臨證應用進行總結性的整理，並且選取了具有代表性的名醫驗案，以便更好地應用經方。

下篇　現代研究

第一章

現代實驗研究

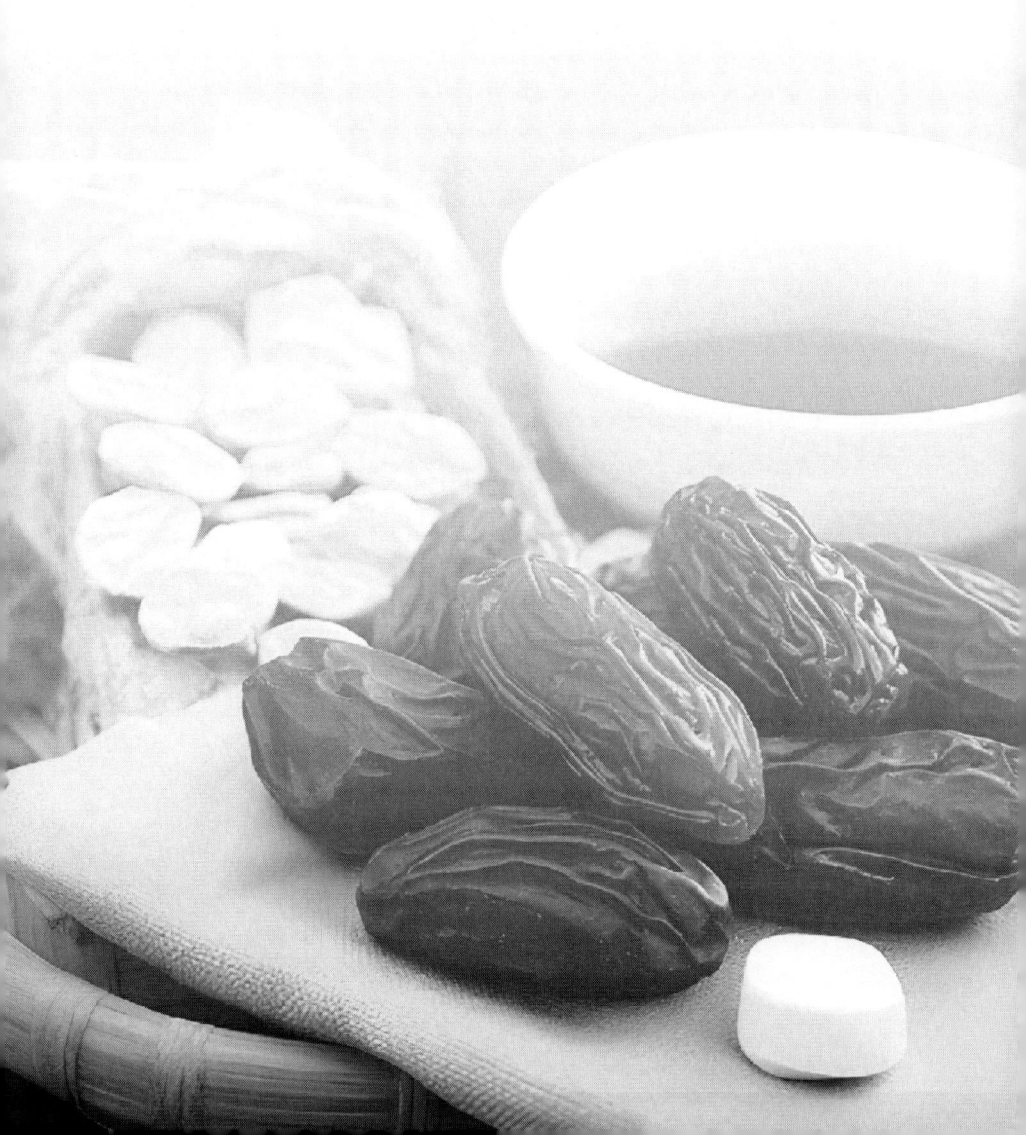

下篇　現代研究

第一節　酸棗仁湯全方研究

酸棗仁湯最早記載於漢代名醫張仲景的《金匱要略·血痹虛勞病脈證并治》，由酸棗仁、茯苓、知母、川芎、甘草組成，其主要活性成分有皂苷類、黃酮類、有機酸、多糖、精油以及金屬元素鉀、鈣、鋅、鎂等。用於治療「虛勞虛煩不得眠」，療效確切。其組方精簡，治療因肝血不足，虛熱內擾所致的虛煩不寐證，療效顯著。現代藥理學研究顯示，酸棗仁湯具有鎮靜催眠、抗驚厥、抗憂鬱、抗焦慮、改善記憶等諸多作用。

1. 鎮靜催眠作用

從現代藥理學研究來看，酸棗仁湯的鎮靜催眠作用即中醫理論講的「養血安神」作用，療效非常顯著，但其作用機制有待深入研究。

2. 抗驚厥作用

馬德孚研究發現酸棗仁湯具有較好的抗驚厥作用，也具有對驚厥致死的保護作用，與對照組比較均有顯著性差異。

3. 抗焦慮作用

趙立志等人探討了心臟介入患者的心理壓力特點及酸棗仁

湯對焦慮評分的干預效果，結果顯示該方能明顯緩解心臟介入治療患者圍手術期的焦慮、憂鬱情緒。

王欣等人的研究顯示，酸棗仁湯在 7.5～15g/kg 劑量範疇內，確有抗焦慮作用，以 7.5g/kg 劑量效果最優，但此效應不隨給藥劑量的增加而增強，這與一般化學藥物所遵循的量效關係規律不同，該方抗焦慮的作用機制可能與影響血中一氧化氮濃度，調節 IL-1β、TNF-α 等細胞因子程度，增添腦組織 GABAA 受體量來增強 GABAA 能的功效有關。

王守勇等人研究認為升高小鼠腦內 β-EP 的含量可能是組分配方 SZRT2，SZRT6（均含多糖和黃酮類成分）發揮抗焦慮作用的機制之一，酸棗仁湯所含的多糖和黃酮類成分可能是升高腦組織 β-EP 含量的物質基礎。

4. 抗憂鬱作用

夏寒星研究發現酸棗仁湯可以顯著改善慢性壓力大鼠的興趣喪失、活動能力下降等精神運動性憂鬱症狀，明顯增加憂鬱大鼠的腦內單胺類神經遞質含量，因此酸棗仁湯具有抗憂鬱作用，其作用機制與增加腦組織中的 5-HT，NE 含量有關。

楊氏等人的研究結果顯示，酸棗仁湯可以顯著改善憂鬱模型大鼠的行為學異常，增加腦內單胺遞質含量，且呈一定的量效關係，其抗憂鬱作用可能與增加腦內單胺類神經遞質含量有關。

5. 降血脂作用

張氏等人實驗研究顯示，酸棗仁湯對實驗高脂血症有較好的降脂作用，在降低三酸甘油酯（TG）、總膽固醇（TC）、低密度脂蛋白膽固醇（LDL-c），升高高密度脂蛋白膽固醇（HDL-c）方面與 Clofibrate 相當，而在提高卵磷脂膽固醇脂醯基轉移酶（LCAT），超氧化物歧化酶（SOD）活性，升高載脂蛋白 AI（ApoAI）水平，降低載脂蛋白 B（ApoB）水平方面則明顯優於 Clofibrate。實驗顯示，酸棗仁湯的降血脂作用與其調節血脂代謝水平有關，其作用機制有待進一步研究。

6. 改善記憶作用

段瑞等人透過水迷路法實驗和跳臺法試驗，發現酸棗仁湯對正常小鼠的學習記憶有增進作用，對東莨菪鹼及乙醇所致的記憶獲得障礙均有顯著的改善作用。

游秋雲等透過對「酸棗仁湯對老年血虛陰虛失眠症候模型大鼠腦組織麩胺酸、γ-胺基丁酸及 γ-胺基丁酸 A 受體表達的影響的相關研究」發現，酸棗仁湯能夠透過下調老年血虛陰虛型失眠模型大鼠 Glu，GABA 兩種胺基酸類神經遞質的含量及比值，來減輕腦內興奮性神經毒性、提高學習記憶能力。

第一章　現代實驗研究

7. 對心血管系統的保護作用

(1) 抗動脈粥狀硬化的作用

王氏等人運用體外培養兔血管平滑肌細胞的方法，研究酸棗仁皂苷 A 對細胞增殖及 sis 基因表達的影響，結果顯示酸棗仁皂苷 A 抗動脈粥狀硬化可能與其抑制血管平滑肌細胞過度增殖有關。

(2) 抗心律失常，保護心臟的作用

鄧偉採用全細胞膜片鉗技術，觀察不同濃度的酸棗仁皂苷 A 對大鼠單個心室肌細胞膜 L-型鈣電流 (Ica-L) 通道的影響，結果酸棗仁皂苷 A 對 Ica-L 呈濃度依賴性抑制，表示酸棗仁皂苷 A 能夠影響 Ica-L 通道的活化態和失活態抑制 Ica-L，從而達到抗心律失常，保護心臟的目的。

(3) 對腦神經的保護作用

陸暉等人探討了酸棗仁皂苷 A 對腦缺血再灌注損傷大鼠神經保護作用及其作用機制，結果酸棗仁皂苷 A 能抑制腦組織麩胺酸免疫組化陽性細胞的表達，減少神經元細胞的凋亡，在腦缺血急性期具有保護腦的作用。

8. 對肝臟的保護作用和對肝炎的治療作用

朱氏等人透過對小鼠腹腔注射 D-半乳糖胺 (D-Gal-N) 和脂多糖 (LPS) 製備小鼠急性肝衰竭模型，並於造模前 2 小時對治

療組灌胃酸棗仁湯，結果顯示酸棗仁湯可以提高小鼠存活率，減輕肝臟病變程度，降低血清轉氨酶活性及 TNF-α，IL-1β 的濃度，增加肝臟組織中超氧化物歧化酶（SOD）、穀胱甘肽還原酶（GR）的活性，降低一氧化氮合酶（NOS）的活性及丙二醛（MDA）、一氧化氮（NO）的濃度。

朱海鵬等人的臨床觀察研究顯示，酸棗仁湯治療組的睡眠狀況有顯著改善，治療後 TBIL、TNF-α 和 IL-1 血清濃度較治療前明顯降低，治療組好轉率 66.7%，顯著高於對照組的 40.0%。所以，酸棗仁湯能夠減輕炎症細胞因子對肝細胞的損害，而且無明顯不良反應。

綜上所述，酸棗仁湯具有鎮靜催眠、抗憂鬱、抗焦慮、抗驚厥、降脂、改善記憶、保護心腦血管，護肝保肝等藥理作用，具有廣泛的臨床應用前景，值得人們更加深入的探討和研究。

第二節　主要組成藥物的藥理研究

1. 酸棗仁

(1) 鎮靜、催眠作用

酸棗仁煎劑讓大白鼠口服或腹腔注射均表現鎮靜及嗜睡，無論白天或黑夜，正常狀態或咖啡因引起的興奮狀態，酸棗仁

均能表現上述作用，小白鼠口服時的鎮靜指數為 1.95，與巴比妥類藥物表現協同作用，酸棗仁連續應用 6 天，可使動物睡眠變淺，持續時間縮短，即產生耐受性，但停藥 1 週後可消失。口服酸棗仁可使防禦性運動性條件反射次數顯著減少，內抑制擴散，條件反射消退，抑制貓由嗎啡引起的躁狂現象。生酸棗仁與炒酸棗仁的鎮靜作用並無區別，但生酸棗仁作用較弱，久炒油枯後則失效，有認為其鎮靜的有效成分可能與油有關，另有認為與水溶性部分有關。

(2) 鎮痛、抗驚厥、降溫作用

用熱板法證明酸棗仁煎劑 5g/kg 注射於小白鼠腹腔有鎮痛作用，對小鼠無論注射或口服均有降溫作用，但不能拮抗實驗性電休克。

(3) 對心血管系統的影響

酸棗仁可引起血壓持續下降，心傳導阻滯。對大白鼠以兩腎包膜法形成的高血壓，在手術前或手術翌日給酸棗仁 20～30g/kg，任自由取食，均有顯著的降壓作用，但大白鼠吃酸棗仁時將外層薄皮留下，並未見鎮靜現象。

(4) 對燒傷的影響

酸棗仁單用或與五味子合用，均能提高燙傷小白鼠的存活率，延長存活時間，還能推遲大白鼠燒傷性休克的發生和延長存活時間，並能減輕小白鼠燒傷局部的水腫。

(5) 免疫增強作用

酸棗仁乙醇提取褐色浸膏物明顯提高小鼠淋巴細胞轉化值，對小鼠抗體溶血素生成也明顯高於對照組，能明顯增強小鼠的單核巨噬細胞的吞噬功能，可明顯增加小鼠的遲發型超敏反應並能拮抗醋酸環丙孕酮（CPA）引起的遲發型超敏反應的抑制。酸棗仁及多糖每天口服 0.1g/kg，共給藥 16 天，能增強小鼠的體液免疫和細胞免疫功能，並且對放射性損傷小鼠有一定保護作用。

(6) 其他作用

對子宮有興奮作用，對犬因 Apomorphine 引起的嘔吐無抑制作用。不能拮抗家兔的咖啡因中毒。

2. 川芎

(1) 對中樞神經系統的作用

川芎有明顯的鎮靜作用。川芎精油少量時對動物大腦的活動具有抑制作用，而對延腦呼吸中樞、血管運動中樞及脊髓反射中樞具有興奮作用。川芎煎劑分別對大鼠、小鼠灌胃均能抑制其自發活動，使戊巴比妥鈉引起的小鼠睡眠時間延長，並能對抗咖啡因（20mg/kg）的興奮作用。但不能對抗戊四氮所致的大鼠驚厥。用川芎煎劑 25～50g/kg 灌胃，能抑制大鼠的自發活動，對小鼠的鎮靜較大鼠更明顯；它還能延長戊巴比妥鈉的睡

眠時間，但不能拮抗咖啡因的興奮，也不能防止戊四氮、古柯鹼的驚厥或致死作用。日本產川芎的精油部分對動物大腦的活動具有抑制作用，而對延腦的血管運動中樞、呼吸中樞及脊髓反射具有興奮作用，劑量加大，則皆轉為抑制。

(2) 對心血管系統的作用

①對心臟的作用：川芎煎劑對離體蟾蜍和蛙心臟，濃度在10∶5或10∶4時使收縮振幅增大、心率稍慢。按恩格爾曼試驗，川芎20g/kg或30g/kg灌胃，也使在位蛙心振幅增大、心率減慢；以40g/kg灌胃，則可使蛙心停搏。川芎嗪對麻醉犬也有強心作用，伴有心率加快。去迷走神經的心臟，對川芎嗪仍有明顯反應。椎動脈注入較大劑量川芎嗪，其心血管作用不明顯。預先給予Propranolol或Reserpine，可完全消除川芎嗪對心臟的作用，因此川芎嗪對心臟的作用，可能是透過交感神經間接興奮心臟B受體所致。

②對冠脈循環的作用：川芎水提液及其生物鹼能擴張冠脈和血管，增加冠脈血流量，改善心肌缺氧狀況。川芎嗪能明顯增加大鼠的心輸出量，降低外周阻力，並降低肺血管阻力。用同位素86Rb示蹤法，發現大劑量川芎哚也能顯著增加清醒小鼠的冠脈血流量，顯示能改善心肌代謝，從而緩解心肌缺血等症狀。

③對外周血管與血壓的作用：川芎、川芎總生物鹼和川芎嗪能使麻醉犬血管阻力下降，使腦、股動脈及下肢血流量增

加。川芎生物鹼、酚性部分和川芎嗪能抑制氯化鉀與腎上腺素對家兔離體胸主動脈的收縮作用。川芎浸膏、水浸液、乙醇水浸液、乙醇浸出液和生物鹼對犬、貓、兔等麻醉動物，不論腹腔注射或靜脈注射均有顯著而持久的降壓作用。水浸液對腎型高血壓犬或大鼠灌胃，亦有明顯降低壓作用。麻醉犬冠狀動脈或靜脈注射川芎製劑均可使血管阻力降低，血壓下降。對家兔靜脈注射川芎嗪可見腸繫膜微循環血流速度和微血管開放數目增加。川芎嗪對金黃地鼠去甲腎上腺素造成的微循環障礙不論在口徑、流速、流量及毛細管數等方面均有明顯改善，其中對微動脈作用最明顯。

④對血小板聚集、血栓形成和血液黏滯度的影響：川芎嗪延長在體外 ADP 誘導的血小板凝聚時間，對已聚集的血小板有解聚作用。川芎嗪影響血小板功能及血栓形成可能是透過調節 TXA2/PGI2 之間的平衡，川芎嗪抑制 TXA2 的合成，發現在富含血小板血漿中，加入川芎嗪後 TXA2 引起的血小板聚集受到顯著抑制。透過放射薄層掃描、放射自顯影和放免測定顯示：川芎嗪主要抑制 TXA2 合成酶，作用呈量效關係，即劑量越大抑制作用越強。還對抗 TXA2 樣物質的活性，抑制花生四烯酸、凝血酶誘導的血小板丙二醛生成，而對環氧化酶活性和 PGI2 活性無影響，且能增強 PGI2 樣物質對家兔血小板聚集的抑制作用。

(3) 對平滑肌的作用

川芎浸膏的10％水溶液對妊娠家兔離體子宮，微量時能刺激受孕子宮，使其張力增高，收縮增強，終成攣縮；大量則反使子宮麻痺而收縮停止。用川芎浸膏連續注射妊娠大鼠和家兔，結果胎仔壞死於子宮中，但不墜下，故推論胎仔的壞死可能由於動物子宮受川芎的作用引起攣縮而影響胎仔營養所致。川芎浸膏小量能抑制離體家兔或豚鼠小腸，大量則可使小腸收縮完全停止。

(4) 抗菌作用等體外試驗

川芎對大腸、痢疾（宋內）、變形、綠膿、傷寒、副傷寒桿菌及霍亂弧菌等有抑制作用。川芎水浸劑（1：3）在試管內對某些致病性皮膚真菌也有抑制作用。

(5) 抗放射作用

川芎煎劑對動物放射病實驗治療有一定的療效。川芎水溶性粗製劑對大鼠、小鼠及犬的放射線照射與氮芥損傷均有保護作用。川芎對大鼠的抗射線效果比小鼠好，腹腔注射比肌內注射給藥效果好，肌內注射給藥較灌胃效果好。

(6) 其他作用

川芎嗪能增加麻醉兔的腎血流量，並能利尿。川芎嗪能抑制DNA合成，表示能抑制蛋白質和抗體生成。川芎有某些抗維生素E缺乏症的作用，它能保護雛雞避免因維生素E缺乏而引起

營養性腦病。阿魏酸鈉可減少 H2O2 及 O2 引起的脂質過氧化反應，有抗 OH 及丙二醛（MDA）溶血的作用。阿魏酸鈉可明顯降低補體溶血，抑制補體 36（C36）與紅血球細胞膜的結合。川芎嗪對以平陽黴素氣管內給藥製備的小鼠肺纖維化發生有抑制作用。

3. 知母

(1) 抗菌作用

知母煎劑在瓊脂平板上對葡萄球菌、傷寒桿菌有較強的抑制作用，對痢疾桿菌、副傷寒桿菌、大腸桿菌、枯草桿菌、霍亂弧菌也有抑制作用，在沙伯氏培養基上，對某些常見的致病性皮膚癬菌也有些抑菌作用。

(2) 解熱作用

浸膏 2ml/kg（1ml 相當生藥 2g），與大腸桿菌（0.03％）2.3ml，同時注射於家兔皮下，或先注射大腸桿菌，隔 15min 後再注入浸膏，體溫均不升高，故認為有解熱作用。

(3) 其他作用

浸膏對家兔靜脈注射，小劑量（0.5ml 浸膏中性原液）時對呼吸及血壓均無影響，中等量（1～3ml）能抑制呼吸，血壓亦輕微下降，大量（7ml）則呼吸停止、血壓下降，導致死亡。浸膏液（0.1％～1％）對在位蟾蜍心臟，低濃度無顯著影響，中等

劑量抑制，大量則麻痺心臟。對妊娠家兔離體子宮無顯著影響。

知母乾浸膏（6g/kg）對正常家兔注射後，未見對血糖有何影響，醇提取物可引起暫時性的血糖升高。有人報導水提取物，讓兔口服 200mg/kg，能引起血糖下降，特別是對四氧嘧啶性糖尿病兔，作用更顯著。對正常大鼠，知母不能增進葡萄糖之氧化，雖可促進橫膈、脂肪組織對葡萄糖的攝取，並使橫膈中肝醣含量輕度增加，但肝糖原含量卻有所降低。對實驗性（四氧嘧啶）糖尿病的小鼠，知母水性提取物 100～150mg/kg 靜脈注射，可降低血糖，尿中酮體減少，死亡率較對照組輕。

4. 茯苓

(1) 利尿作用

茯苓煎劑 3g 或臨床常用量對健康人並無利尿作用，犬靜脈注射煎劑 48g/kg 亦不使尿量增加，對大白鼠亦無效或很弱，兔口服煎劑（接近臨床人的用量）亦不增加尿量。但有用其醇提取液注射於家兔腹腔，或用水提取物於兔慢性實驗，謂有利尿作用，煎劑對切除腎上腺大鼠單用或與去氧皮質酮合用能促進鈉排泄，因此茯苓的利尿作用還值得進一步研究。茯苓含鉀 97.5％，以 30％水煎劑計算，含鈉 0.186mg/ml、鉀 11.2mg/ml，故茯苓促進鈉排泄與其中含鈉量無關（因鈉含量太低），而增加鉀排泄則與其所含大量鉀鹽有關。

五苓散在慢性輸尿管瘻犬（靜脈注射）、健康人及兔（口服

煎劑），大鼠口服醇提溶液均表現明顯的利尿作用，在犬的實驗中可使鈉、鉀、氯排出增加，但五苓散中主要利尿藥物為桂枝、澤瀉、白朮。也有報導，五苓散煎劑讓大鼠口服，劑量增至 1g/0.1kg 亦未能證明有利尿作用。

(2) 抗菌作用

試管內未發現茯苓有抑菌作用。乙醇提取物體外能殺死鉤端螺旋體，水煎劑則無效。

(3) 對消化系統的影響

茯苓對家兔離體腸管有直接鬆弛作用，對大鼠幽門結紮所形成的潰瘍有預防效果，並能降低胃酸。

(4) 其他作用

茯苓能降低血糖，酊劑、浸劑能抑制蟾蜍離體心臟，乙醚或乙醇提取物則能使心收縮加強。對洋地黃引起的嘔吐無鎮吐作用。

5. 甘草

(1) 對消化系統的作用

①抗潰瘍作用：甘草的主成分甘草酸對由組織胺及幽門結紮所形成的大鼠實驗性潰瘍亦有明顯的保護作用。後據報導，甘草酸能明顯減少大鼠幽門阻斷導致的潰瘍發生率，但對胃液分泌量不但無減少反有增加趨勢。動物實驗治療中也發現甘草

浸膏等對大鼠結紮幽門，犬由組織胺形成的潰瘍有明顯抑制作用。甘草苷元、異甘草苷元和甘草根的甲醇提取物Fm100等對動物實驗性潰瘍有明顯的抑制作用。甘草次酸對幽門結紮的大鼠有良好的抗潰瘍作用，其治療指數較高。

②對胃酸分泌的影響：甘草流浸膏灌胃能直接吸附胃酸，對正常犬及實驗性潰瘍有大鼠都能降低胃酸。Fm100十二指腸內給藥對急慢性胃瘻及幽門結紮的大鼠，能抑制基礎的胃液分泌量，與芍藥花苷合用顯協同作用。Fm100對蛋白腖、組織胺及甲醯膽鹼引起的胃液分泌有顯著抑制作用。

③對胃腸平滑肌的解痙作用：臨床上使用甘草所含黃酮苷類對兔、豚鼠的離體腸管呈抑制作用，使收縮次數減少，緊張度降低，並對氯化鋇、組織胺所引起的離體腸平滑肌痙攣有解痙作用，但甘草酸、甘草次酸對平滑肌則無抑制作用。此外，甘草酸銨和甘草次酸口服吸收亦不佳。甘草煎液、甘草流浸膏、Fm100、甘草素、異甘草素等，也對離體腸道有明顯的抑制作用。若腸道處於痙攣狀態時，則有明顯的解痙作用。

④保肝作用：甘草流浸膏（0.2ml/0.01kg）預先對小鼠灌胃能降低撲熱息痛（AAP，對乙醯胺酚）（200mg/kg，腹腔注射）中毒小鼠的致死率，並對撲熱息痛所致小鼠肝損害有明顯保護作用。小鼠給撲熱息痛後2～3小時的肝糖原下降效應並非肝壞死的伴隨結果，而與其毒性代謝產物密切相關。甘草能對抗這一效應，說明它的保護作用可能部分地是由於毒性代謝物的

量減少所致。

對膽汁分泌的影響：甘草酸能增加輸膽管瘻兔的膽汁分泌，甘草酸 5mg/kg 能顯著增加兔的膽汁分泌，對兔結紮膽管後膽紅素升高有抑制作用。

(2) 對心血管系統的影響

抗心律失常作用：炙甘草提取液（1ml 含中藥 1g），家兔用烏頭鹼誘發心律失常出現在 2 分鐘後按 1g/kg 靜脈注射，對照組給等量生理鹽水。結果顯示對異位節律和心室性節律均顯示非常顯著性差異。顯示炙甘草有明顯的抗烏頭鹼誘發的心律失常作用。炙甘草煎劑灌流蟾蜍離體心臟，可使心臟收縮幅度明顯增加。甘草酸對離體蟾蜍心臟有興奮作用，此作用與乙醯膽鹼及毒扁豆鹼等具有明顯的對抗作用，與腎上腺素具有明顯的協同作用。

降脂作用和抗動脈粥樣化作用：甘草酸對兔實驗性高膽固醇症及膽固醇升高的高血壓患者均有一定的降低血中膽固醇的作用。甘草酸每天 10mg/kg 肌內注射，連續 5 天，對實驗性家兔高脂血症有明顯的降脂作用。

(3) 對呼吸系統的作用

甘草浸膏和甘草合劑口服後能覆蓋發炎的咽部黏膜，緩和炎症對它的刺激，從而發揮鎮咳作用。甘草次酸有明顯的中樞性鎮咳作用，甘草次酸的氫琥珀酸雙膽鹽口服，其鎮咳作用與

可待因相似。甘草次酸膽鹼 501mg/kg 能抑制豚鼠吸入氨水所致的 80%的咳嗽發作，效力與可待因 1mg/kg 皮下注射無差異。大劑量的甘草次酸（1250mg/kg）可使小鼠呼吸抑制；甘草次酸對血清素等物質引起的支氣管痙攣，有較弱的保護作用。對電刺激貓喉上神經所致的咳嗽也有明顯的鎮咳作用。在與甘草相同劑量水平時，皮質醇也顯示鎮咳作用，但劑量反應曲線與甘草不同，並且對刺激貓喉上神經引起的咳嗽無效，因此認為甘草鎮咳作用與抗炎無關而是透過中樞產生的。甘草還能促進咽喉及支氣管的分泌，使痰容易咳出，呈現祛痰鎮咳作用。

(4) 對中樞神經系統的影響

①抗炎作用：甘草具有保泰松或皮質醇樣的抗炎作用，其抗炎成分為甘草酸和甘草次酸。甘草次酸對大鼠的棉球肉芽腫，甲醛性腳腫皮下肉芽腫性炎症等均有抑制作用，其抗炎效價約為可的松或皮質醇的 10 分之 1。對大鼠角叉菜膠性腳腫和抗炎效價，以皮質醇為 1，則甘草酸、甘草次酸分別為 0.14 和 0.03。甘草酸有抑制肉芽形成的作用，對延遲型過敏症的典型結核菌素反應有抑制效果。甘草酸和甘草次酸，對炎症反應的Ⅰ、Ⅱ、Ⅲ期都有抑制作用。小鼠靜脈注射甘草酸 25mg/kg、50mg/kg，明顯抑制天花粉引起的被動皮膚過敏反應。甘草黃鹼酮有抑制小鼠角叉菜膠浮腫和抑制敏感細胞釋放化學傳遞物質作用。甘草抗炎作用可能與抑制微血管的通透性有關，或與腎上腺皮質有關，也有認為，甘草影響了細胞內生物氧化過程，降低

了細胞對刺激的反應性從而產生了抗炎作用。

②鎮靜作用：甘草次酸 1,250mg/kg，對小鼠中樞神經系統呈現抑制作用，可引起鎮靜、催眠、體溫降低和呼吸抑制等。

③解熱作用：甘草次酸和甘草酸分別對發熱的大鼠與小鼠、家兔具有解熱作用。甘草次酸 40mg/kg 腹腔注射，對發熱大鼠有退熱作用，相當於水楊酸鈉 600mg/kg 的效果；對體溫正常的大鼠則無降溫作用。

④鎮痛，解痙作用：從光果甘草提取出的有效物質 Fm100 具有鎮痛、解痙的作用，芍藥苷也具有鎮靜、解痙作用，兩者合用有明顯的協同作用，說明芍藥甘草湯組成的合理性。

(5) 腎上腺皮質激素樣作用

鹽皮質激素樣作用：甘草浸膏、甘草酸及甘草次酸對健康人及多種動物都有促進鈉、水瀦留的作用，這與鹽皮質激素去氧皮質酮的作用相似，長期應用可致水腫及血壓升高，但亦可利用此作用治療輕度的艾迪森氏病。

糖皮質激素樣作用：小劑量甘草酸（每隻 100μg），甘草次酸等能使大鼠胸腺萎縮及腎上腺重量增加（與給予促腎上腺皮質激素相似），另外還有抗黃疸作用及免疫抑制作用等糖皮質激素可的松樣作用。而在用大劑量時則糖皮質激素樣作用不明顯，只呈現鹽皮質激素樣作用，這可能與其作用機制有關。認為其作用機制可能是由於抑制了皮質激素在體內破壞，或減少其與蛋白質的結合，而使血中游離的皮質激素增多，從而增強其活

性。但糖皮質激素與腦下垂體前葉間的反應量調節較強,故血中含量升高達一定程度後即停止。鹽類皮質激素受此影響較小。本品所含的先甘草寧有雌激素活性,未成熟大鼠口服能增加子宮重量,但對卵巢重量影響不大。

(6) 對泌尿、生殖系統的影響

甘草酸及其鈉鹽,靜脈注射增強茶鹼的利尿作用,對醋酸鉀則無影響。

能抑制家兔實驗性膀胱結石的形成。能抑制雌激素對成年動物子宮的成長作用,切除腎上腺或卵巢後仍有同樣作用。甘草酸對大鼠具有抗利尿作用,伴隨著鈉排出量減少,鉀排出量也輕度減少。對切除腎上腺的大鼠,甘草酸仍能使鈉和鉀的排出減少,說明此作用透過腎上腺皮質激素來實現的。甘草次酸及其鹽類也有明顯的抗利尿作用。認為甘草能增強腎小管對鈉和氯的重吸收而呈現抗利尿作用,其作用方式與去氧皮質酮不同,可能是對腎小管的直接作用。

(7) 對免疫功能的影響

①抗過敏作用:從甘草中提取的一種複合體 (Lx),含有蛋白質、核酸、多糖及甘草酸。豚鼠經靜脈注射青黴噻唑 (BPO) 和人血白蛋白 (HAS) 攻擊後,均立即出現過敏休克症狀,5 分鐘內死亡,休克發生率和死亡率均為 100%。豚鼠經給予 Lx,然後進行抗原攻擊,Lx 小劑量組的過敏反應率為 25%;大劑量組為 21%,且無死亡發生,顯示 Lx 對豚鼠過敏性休克具有明

顯的保護作用，且隨劑量增大保護作用增強。Lx 小劑量組豚鼠血清抗青黴噻唑抗體的效價為 4－16，大劑量組未測出血清抗體，而致敏對照組抗體效價為 256。Lx 可明顯抑制豚鼠肺中組織胺的合成，且隨劑量增加作用增強。在小鼠注射卵蛋白抗原前 3 天給予小鼠 Lx0.2ml 腹腔注射，連續 15 天，分別測定血清 IgE、IgG 總量和肺組織胺含量。結果顯示，Lx 對小鼠過敏休克有明顯的保護效應，亦有顯著抑制抗體產生的能力。

②對非特異性免疫功能的影響：小鼠給予甘草酸 75mg/kg 腹腔注射，每日 1 次，共 4 天，末次給藥後，給予印度墨汁，取血檢查廓清指數 K 值。結果甘草酸組的 K 值為 0.048 ± 0.020，對照為 0.029 ± 0.015，相比較有顯著差（$P < 0.01$），顯示甘草酸能顯著提高小鼠對靜脈注射碳粒的廓清指數，表示它能增強網狀內皮系統的活性。生甘草與蜜炙甘草亦有同樣的作用。

③對特異性免疫功能的影響：採用體外抗體產生系統研究了甘草酸對多株抗體產生的影響。結果顯示一定濃度的甘草酸能使抗體產生顯著增加。另外，從人末梢血單核細胞分離黏著性細胞，加各種濃度甘草酸培養後，將培養上清液中加入單核細胞，探討對 PWM 刺激誘導抗體產生的影響。結果體外抗體產生增強，測定培養上清液中白血球介素 1（IL-1）活性時，證明白血球介素 1 顯著增多。顯示甘酸的體外抗體產生增強作用與白血球介素 1 產生增強有關。

(8) 抗病毒作用

①抗愛滋病毒的作用：甘草皂苷能夠破壞試管的愛滋病毒細胞（HIV），0.5mg/ml 的甘草皂苷對愛滋病毒的增殖抑制 98％以上，50％空斑形成抑制值為 0.125mg/ml。由於甘草皂苷不能抑制愛滋病毒的逆轉錄酶，顯示它是透過恢復 T 輔助細胞而發揮作用。

②抗其他病毒的作用：甘草多糖具有明顯的抗水皰性口炎病毒、腺病毒 3 型、單純皰疹病毒 1 型、牛痘病毒等活性，能顯著抑制細胞病變的發生，使組織培養的細胞得到保護。

(9) 抗菌作用

甘草的醇提取物及甘草次酸鈉在體外對金黃色葡萄球菌、結核桿菌、大腸桿菌、阿米巴原蟲及滴蟲均有抑制作用，但在有血漿存在的情況下，其抑菌和殺阿米巴原蟲的作用有所減弱；甘草次酸鈉在體外對滴蟲的最低有效濃度為 30～60μg/ml。

(10) 解毒作用

甘草浸膏及甘草酸對某些藥物中毒、食物中毒、體內代謝產物中毒都有一定的解毒能力，解毒作用的有效成分為甘草酸，解毒機制為甘草酸對毒物有吸附作用，甘草酸水解產生的葡萄糖醛酸能與毒物結合，以及甘草酸有腎上腺皮質激素樣作用增強肝臟的解毒能力等多方面因素綜合作用的結果。

(11) 抗腫瘤作用

甘草酸對大鼠腹水肝癌及小鼠艾氏腹水癌（EAC）細胞能產生形態學上的變化，還能抑制皮下移植的吉田肉瘤，其單銨鹽對小鼠艾氏腹水癌及肉瘤均有抑制作用，口服也有效。甘草次酸對大鼠的移植 Oberling Guerin 骨髓瘤有抑制作用，其鈉鹽在最大耐受劑量時對小鼠艾氏腹水癌（EAC）及肉瘤-45細胞的生長有輕微的抑制作用。甘草苷對大鼠腹水肝癌及小鼠艾氏腹水癌細胞能產生形態學上變化。大戟二萜醇對二甲苯蒽致小鼠皮膚癌的促發作用，可被甘草酸顯著抑制。

(12) 其他作用

利用聽覺電生理方法和均加技術，以耳蝸微音電位和聽神經複合動作電位為客觀指標，研究了甘草次酸對豚鼠內耳聽覺功能的影響。對豚鼠肌內注射甘草次酸 100mg/kg 後，由短聲引起的耳蝸微音電位和聽神經動作電位振幅增大，聽神經動作電位反應閾值降低，顯示甘草次酸具有提高豚鼠內耳聽覺功能的作用。

第二章

現代應用研究

　　酸棗仁湯作為治「虛勞虛煩不得眠」的主方，其組方簡約，用藥精當，歷來被視為傳世名方之中的經典之劑，在諸多疾病的治療中均被廣泛應用。特別是當今許多名老中醫，他們在自己長期臨床實踐之中，深入領會其組方要義，結合現代疾病的特點，透過對其進行靈活加減，將酸棗仁湯更加廣泛地應用於內科、外科、婦科、兒科等多種疾病，並獲得了較好的療效。雖然有很多病例屬於個案報導，但仍可反映出諸位名醫的辨證診療思路。本章對期刊文獻中有關當代名醫運用小柴胡湯的經驗進行整理總結，以饗讀者。

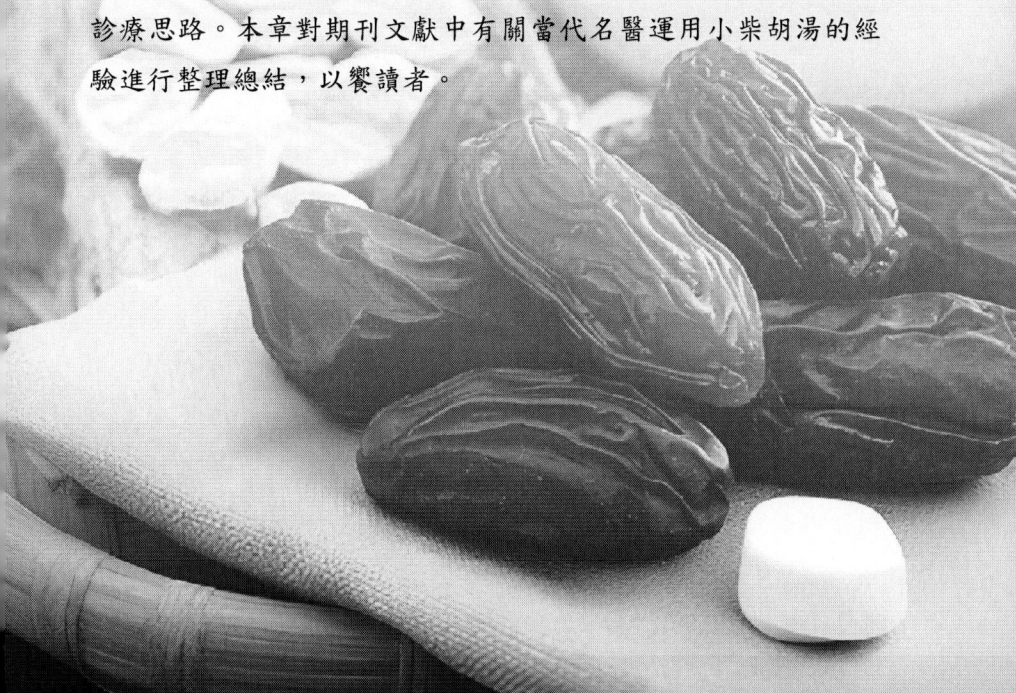

第一節　理論闡微

　　中醫認為，人之所以能睡覺，是由於陽伏於陰，氣藏於血。若人血虛，則陽氣很難伏藏，而浮揚於上。中醫認為，心主血、肝藏血，陰血虛則心血、肝血俱受影響。心居上焦，因而上焦之津液匱乏，不足勝陽氣非時之擾，故煩而不得眠也。治療時，不外養血潤燥、滋陰潛陽。在清代高學山的《高注金匱要略》中說：「但潤藥皆陰，降藥趨下，苟非抬高下引，則失神氣浮揚之位而無益也。夫棗性最高，為胸分之藥。酸能斂氣歸根，仁能伏神守宅，故重用而先煮之以為主，然後以川芎滋心血，以知母潤肺氣，以甘草浮緩之，而使徐徐下行，且以解虛煩之躁急也。以茯苓降滲之，而使少少下引，正以領棗仁之斂伏也。」即以酸棗仁，補肝斂氣，為君藥。以知母、甘草清熱滋陰潤燥；茯苓、川芎行氣除痰。

　　清代喻嘉言論此方所云虛勞虛煩，為心腎不交之病。腎水不上交於心火，心火無制，故煩而不得眠。故治療時，交通心腎至關重要。

　　在清代陳修園的《金匱要略淺注》中說：「又有一種心火熾盛，實由肝鬱而成。木能生火，火盛則肝魂不安，此虛勞兼見之症，亦虛勞常有之症，故特為之分別曰虛勞，虛煩不得眠，以酸棗仁湯主之。」指出本證實由肝鬱而成，因此，治療時疏肝解鬱亦為常法。

第二節　現代醫家發揮

一、主治失眠

1. 具體組方

酸棗仁湯加減：酸棗仁 30g，川芎 15g，知母 15g，茯苓 15g，百合 15g，柏子仁 20g，首烏藤 20g，合歡花 15g，龍骨 20g，牡蠣 20g，竹葉柴胡 20g，生白芍 15g，法半夏 15g，黃連 9g，肉桂 5g，炒麥芽 15g。

2. 組方理論

楊東東教授在臨床上治療失眠時主要從心、肝二臟入手，結合患者的症候表現，四診合參，圓機活法，運用酸棗仁湯靈活加減，使得陽入於陰，寤寐協和，從而達到調理人體氣血陰陽的目的。

酸棗仁湯源於張仲景《金匱要略‧血痹虛勞病脈證并治》：「虛勞虛煩不得眠，酸棗仁湯主之。」功用：養血安神，清熱除煩；主治：心肝血虛，虛火內擾證。

《金匱要略心典》載：「人寤則魂寓於目，寐則魂藏於肝。虛勞之人，肝氣不榮，則魂不得藏，魂不得藏，故不得眠，酸棗仁補肝斂氣，宜以為君。而魂既不歸容，必有濁痰燥火乘間而

襲其舍也，煩之所由作也。故以知母、甘草清熱滋燥，茯苓、川芎行氣除痰。皆所以求肝之治，而宅其魂也。」不僅解釋了寤寐與肝的關係，而且對藥物配伍的說明言簡意賅、切入病機。楊教授用酸棗仁湯去炙甘草，以其甘緩不利於氣血運行而易於鬱滯化熱故捨之，常選用生甘草，以其味甘而性涼，清火解毒見長。百合甘、微寒，入肺、心、胃經，有養陰潤燥、清心安神之效，臨床多用於陰虛有熱、擾及心神之失眠、心悸。

《金匱要略・百合狐惑陰陽毒病症治第三》載：「百合病者……欲臥不能臥，欲行不能行……如有神靈者，身形如和，其脈微數。」其中「不能臥」即是不寐的表現，此屬心肺陰虛，百脈失養，內熱擾神而「不能臥」。臨床多用滋養心肺、涼血清熱的百合地黃湯類方治之，各方中均以養陰清心、寧心安神的百合為基本治療藥物，楊教授用之即取其功，恰合心肝陰虛有熱，擾動心神的病機。柏子仁味甘質潤，藥性平和，主入心經，有養心安神之用。

《校注婦人良方》中養心湯有柏子仁，柏子仁與酸棗仁配伍，二仁質潤，仁者心也，入心經而滋陰養心安神。首烏藤亦稱為首烏藤，性甘平，歸心、肝經，補養心肝陰血而安神，謂之首烏者，即可使陰陽交會，氣血安和，適用於陰虛血少之不寐多夢、心神不安、眩暈乏力等症。合歡花性味甘平，入心肝經，有解鬱安神之功效。

《神農本草經》載：「合歡，味甘平。主安五臟，和心志，

令人歡樂無憂。」本品有條達肝木氣鬱，安和五臟，悅心安神之效，適用於情志不遂，憂鬱心煩，心神不安之症。竹葉柴胡、法半夏、龍骨、牡蠣 4 味藥取自《傷寒論》經方柴胡加龍骨牡蠣湯，《傷寒來蘇集》對於方中藥物的解釋為：「龍骨重能鎮驚而平木，蠣體堅不可破，其性守而不移，不特靜可以鎮驚，而寒可以除煩熱……半夏引陽入陰，能治目不瞑，亦安神之品。」竹葉柴胡為柴胡屬下的一種，性苦辛微寒，調達肝氣，疏肝解鬱，又可解少陽半表半裏之邪，舒展少陽氣機；法半夏辛溫燥溼化痰；龍骨、牡蠣質重沉降，鎮心安神。楊東東教授取此四物治療失眠，即用之和解少陽樞機，鎮心安神。生白芍苦酸微寒，養血斂陰，與辛散之柴胡配用，散收共用，剛柔並濟，取自經方「四逆散」之意，二藥配伍恰合乎肝木體陰用陽之性，與酸棗仁和川芎的配伍有異曲同工之妙。黃連、肉桂出自交泰丸，方名出自王士雄《四科簡效方》，其曰：「生川連五錢，肉桂心五分，研細，白蜜丸，空心淡鹽湯下。治心腎不交，怔忡無寐。」當心腎不交時，腎陰虧虛，心火亢盛，擾及心神，則出現心煩失眠等症，此二藥可使陰陽交泰，心神安和。

　　炒麥芽甘平健胃消食，《藥性論》載：「消化宿食，破冷氣，去心腹脹滿。」此用之特取其疏肝解鬱之功，以解肝氣鬱滯。

　　全方配伍以心肝為主，兼顧到脾腎，功以養血調肝、寧心安神為主，楊東東教授以此方為基礎方，根據患者的臨床症狀，四診合參，靈活加減，每應手取效。

3. 隨症加減

(1) 肝氣鬱滯者合丹梔逍遙散加減

　　臨證時見肝氣鬱結，鬱久化火，胸脅脹痛，煩悶急躁，面赤口乾，食慾不振，時有潮熱，特別是婦女月經先期，經行不暢，乳房與少腹脹痛等肝氣鬱滯者，可合丹梔逍遙散治療。以柴胡、鬱金、厚朴、香附、當歸等調氣和血，生白朮、茯苓、生甘草健脾益氣，牡丹皮、梔子清肝瀉火。

(2) 痰熱擾心者合痰鬱舒方加減

　　痰鬱舒方為楊教授經驗方，取黃連溫膽湯之意。清代陸廷珍在《六因條辨》中談及其具有「清熱化痰，調暢氣機」之功，臨床用之清熱化痰、寧心安神。此類患者由於突然受到情緒影響，思慮過度，導致氣機逆亂，脾胃運化失常，釀成痰溼，鬱而化熱，痰火內擾，神志不安，失眠日益加重，患者表現出情緒焦慮不安，頭暈耳鳴，兩肋脹痛，口乾且苦，舌紫苔黃膩，脈細弦等，均是肝家氣火失司，痰火內擾之象，臨床合用痰鬱舒方治之，療效頗佳。

(3) 心脾兩虛者合歸脾湯加減

　　心脾兩虛者臨床見失眠，不易入睡，多夢易醒，心悸健忘，乏力少食，頭暈目眩，四肢倦怠，便溏腹脹，面色萎黃，婦人月經不調、崩漏帶下等症。因心主血，脾統血，思慮過度則暗耗心血，心脾兩虛，氣血失和，無以奉養心神而致不寐。

治療合用歸脾湯加減。方中黃耆、白朮、黨參、茯苓益氣；龍眼肉、當歸養血；木香、遠志使補而不滯，為通補之意。

(4) 溼阻三焦者合達原飲加減

溼阻三焦臨床表現為諸多臟腑的症狀，如心悸、納差、小便不利等三焦受邪之象，伴有舌苔黃膩、脈弦滑。治療合用達原飲加減。《溫疫論》載：「檳榔能消能磨，除伏邪，為疏利之藥，又除嶺南瘴氣；厚朴破戾氣所結；草果辛烈氣雄，除伏邪盤踞，三味協力，直達其巢穴，使邪氣潰敗，速離膜原，是以為達原也。熱傷津液，加知母以滋陰；熱傷營氣，加白芍以和血；黃芩清燥熱之餘；甘草為和中之用。」

4. 醫案精選

某，女，42歲。2014年5月12日初診。主訴：入睡困難10年餘。症見：神志清，精神可，失眠，不能入睡，夢多，易醒，全身乏力，易疲勞，情緒時好時壞，口不乾苦，納可，二便正常，舌紅，苔薄黃，脈沉細、右關弦。辨證為心肝陰虛有熱，熱擾心神；法當滋陰養血、寧心安神。

處方：酸棗仁30g，川芎15g，知母15g，茯苓15g，生白芍15g，柏子仁20g，百合15g，首烏藤20g，合歡花15g，龍骨20g，牡蠣20g，竹葉柴胡20g，法半夏15g，炒麥芽15g。共4劑，水煎溫服，每天3次。

並囑其清淡飲食，按時起居，夜可泡腳至膝部。

二診：5月19日。服藥後患者睡眠有所改善，入睡較前容易，多夢，易醒，心煩，口乾苦，情緒低落，怕冷，納可，二便如常，舌紅暗，苔薄黃，脈沉細。

在原方基礎上加梔子15g、黃連9g。共4劑，水煎溫服，每天3次。

三診：5月26日。患者睡眠明顯改善，能入睡，夢少，不易醒，稍有心煩，情緒低落，口不乾苦，怕冷，夜晚手足心出汗，月經延期，二便調，納可，舌紅，苔薄黃，脈沉細。在上方基礎上加減，去牡蠣、梔子，加香附15g、茵陳10g。共4劑，水煎溫服，每天3次。

四診：6月4日。患者睡眠明顯改善，可以入睡，睡眠較深，情緒低落好轉，二便調，納可，舌暗邊有齒痕，苔薄白，脈沉細。繼予上方10劑鞏固療效。

按患者失眠多年，受情緒影響時好時壞，思慮過度，思則氣結，導致氣機鬱滯，暗耗陰血，心肝陰虛，日久化熱，擾動心神，神志不安，失眠日益加重，臨床表現為不能入睡，多夢，易醒，全身乏力，易疲勞，情緒時好時壞，口不乾苦，納可，二便正常，舌紅，苔薄黃，脈沉細、右關弦，均是心肝陰虛有熱之象。方用酸棗仁湯之意，以酸棗仁、柏子仁、首烏藤、生白芍養血安神；以柴胡、川芎、合歡花、炒麥芽調和肝木之鬱滯；知母、百合質潤為生水之源；龍骨、牡蠣重可鎮怯；法半夏、茯苓祛溼化痰。諸藥合用，藥簡效良。二診時患者心

煩、口乾苦，故在原方基礎上加梔子、黃連以清心經火熱而收效。三診時患者有怕冷，夜晚手足心出汗，月經延期，恐內有溼熱，氣血不暢，陽氣鬱於內，故加茵陳清熱利溼，香附調氣活血，使氣機通暢，陽氣達表。

二、主治停經前後諸症

1. 具體組方

百合酸棗仁湯：黃連 9g，鹽知母、麥冬各 12g，炙百合、生龍骨、生牡蠣、浮小麥各 30g，菟絲子、淫羊藿、炒酸棗仁、川牛膝各 15g，肉桂 3g，生甘草 6g。

隨症加減：面部潮紅者，加鉤藤 12g；頭暈、頭痛顯著者，加天麻 12g；汗出多者加山茱萸 15g；失眠多夢者加遠志 10g，首烏藤、合歡皮各 15g；胸悶、心悸、氣短者，加黨參 15g、五味子 12g；月經淋漓不斷者，加茜草炭 12g、海螵蛸 15g；帶下色黃、陰部或小便灼熱不適者加黃柏 10g、車前子各 15g。

2. 組方理論

停經前後諸症相當於西醫學的圍停經期症候群，不僅表現有眾多身體症狀，而且有不同程度、表現多樣的心理異常變化，是一種較典型的身心疾病。不少學者認為停經前後諸症臨床以腎陰陽兩虛，心腎不交最為常見。以補腎氣，調理腎陰腎

陽，調衝任為主，使陰陽恢復平衡為治療停經前後諸症之法則。此係水虧火旺，陰虛陽亢，心腎不交，君、相二火擾動心神及頭面所致，故其治當以滋陰降火、潛陽斂陰、寧心安神為要，而以百合地黃湯、酸棗仁湯、交泰丸三方化裁。方中炙百合養陰潤肺，益氣清心安神；炒酸棗仁補肝養血安神，知母益水濟火，清虛熱，並有鎮靜安神之功；黃連、肉桂交通心腎，清火安神；生龍骨、生牡蠣重鎮安神，滋陰潛陽，結合川牛膝引血下行可抑制升浮之氣；麥冬、浮小麥養心陰、益心脾、安神寧心；菟絲子、牛膝補腎之陰陽，佐以溫補腎陽之淫羊藿是根據中醫「陰生陽長」之理，對於腎陰虛者，在大隊補陰藥中稍佐助陽之品，是取《景岳全書》所謂「善補陰者，必於陽中求陰，則陰得陽升而源泉不竭」之意；甘草為使，和中緩急。

3. 臨床研究

楊洋、劉穎麗等應用百合酸棗仁湯治療停經前後諸症72例，治療結果顯示，接受治療的72例患者，經過2個療程的治療，顯效20例，有效45例，無效7例，總有效率為90.2%，療效顯著。

4. 醫案精選

王某，女，48歲。形體消瘦，精神疲憊，2年前開始月經紊亂，服穀維素及逍遙丸等藥，效果不明顯。伴見失眠健忘，腰痠乏力，頭暈耳鳴，五心煩熱，潮熱汗出，舌質紅、苔薄

白，脈沉細。治以補腎填精，交通心腎。方用百合酸棗仁湯加減。

處方：黃連 9g，鹽知母、麥冬各 12g，炙百合、生龍骨、生牡蠣、浮小麥各 30g，菟絲子、淫羊藿、炒酸棗仁、川牛膝各 15g，肉桂 3g，生甘草 6g。

服藥 2 週，潮熱汗出減少，腰痠消失。仍心煩失眠，去浮小麥，加遠志 10g、首烏藤 15g，服藥 2 週，睡眠明顯好轉，每晚睡 6 小時以上，心煩消失，記憶力好轉，停藥 1 週觀察，未見復發。

三、主治蕁麻疹

1. 具體組方

自擬益威羌防四物酸棗仁湯：益母草 15g，威靈仙 12g，羌活 9g，防風 10g，秦艽 9g，五加皮 9g，大熟地黃 25g，當歸 20g，川芎 12g，白芍 15g，酸棗仁 20g，丹參 9g。

2. 組方理論

蕁麻疹儘管致病因素眾多，中醫認為多與風邪有關。但因其人為氣虛血弱之質，心肝血虛之體，蓋肝為風木之臟，體陰而用陽，肝失血藏，水不涵木，胞脈空虛，勢必易致風動，經行有異；心為神明之臟，五臟六腑之大主，神失血養，故寢寐

不安，搔抓不止。此病以四物養血，羌活、防風、威靈仙、秦艽、五加皮通絡祛風，益母草調經，重用酸棗仁；白芍、刺蒺藜安神平肝以止癢，既合《病機十九條》「諸風掉眩，皆屬於肝……諸痛癢瘡，皆屬於心」，又符前賢「治風先治血，血行風自滅」之意。依此立法組方，故必能效。

3. 醫案精選

趙某，女42歲。1993年4月19日初診。自訴從1989年秋始發全身搔癢，繼起風團，其後風團越來越多，搔抓無度，被診斷為「蕁麻疹」，在醫院、中醫院多次門診中西藥治療，都能獲效，但反覆發作，間隙時間最長不過半年，時輕時重，3年有餘。此次發作最為嚴重，遍身風團，面目及四肢皆充血水腫，尤以肘腕關節部位為甚，畏風微寒，全身不適，夜不能寐，食慾差，精神疲，臥床不起。

觀其病歷記載，西藥多用維生素C、鈣劑加葡萄糖靜脈注射、抗組織胺及皮質激素類藥；中藥多以養血祛風止癢為法。望其形體消瘦，面色萎白，舌淡苔薄；問其常訴頭暈心慌，夜眠不安，月行遲退，量少質稀，每次發作多在月經來潮之前，且易無事自煩；按其兩脈細沉無力。辨證認為此乃氣虛血弱，肝失血藏，胞脈虛衰，風氣內動為患所致。治以養血祛風，治血調經，安神止癢。自擬益威羌防四物酸棗湯。

處方：益母草15g，威靈仙12g，羌活9g，防風10g，秦

芎 9g，五加皮 9g，大熟地黃 25g，當歸 20g，川芎 12g，白芍 15g，酸棗仁 20g，丹蔘 9g。5 劑。

濃煎藥汁，1 劑 2 服，2 劑服下，風團消退，搔抓休止。囑上方加刺蒺藜 9g，繼服 5 劑，故其療效。隨訪 1 年有餘，未再復發。

四、對服藥時機的研究

1. 服藥時機 ── 子時

子時 (23 時至翌日 1 時)，膽經最旺。中醫理論認為：肝之餘氣，泄於膽，聚而成精。膽為中正之官，五臟六腑取決於膽。氣以壯膽，邪不能侵。膽氣虛則怯，氣短，謀慮而不能決斷。丑時 (1～3 時)，肝經最旺。肝藏血，人的思維和行動要靠肝血的支持，廢舊的血液需要淘汰，新鮮血液需要產生，這種代謝通常在肝經最旺的丑時完成。「人臥則血歸於肝」，如果丑時前未入睡者，面色青灰，情志倦怠而躁，易生肝病。《名醫別錄》中記載酸棗仁能「補中，益肝氣，堅筋骨，助陰氣，令人肥健」的記載。根據「酸棗仁味酸性收，故主肝病」，「專補肝膽亦復醒脾」以及「能散肝膽二經之滯……除煩益膽氣」等說法，認為酸棗仁為肝膽家之要藥，故多囑咐患者 23 時左右服用酸棗仁湯，治療子時的疾病可行經脈中的營氣，川芎是肝臟的引經藥。所以 23 時服藥，會獲得事半功倍的效果。

2. 臨床研究

何豔等自 2008 年 2 月至 2009 年 12 月在門診對 130 例原發性高血壓患者，採用配合子時服用酸棗仁湯加減。

處方：酸棗仁（微炒）、敷料各 30g，川芎 15g，知母（切，焙）、甘草（炙）各 15g。

服用方法：以上藥物用水 230ml，煎至 180ml，去滓備用。另外用酸棗仁 30g 研末分早、晚用藥汁沖服。晚上一頓藥物要求在 23 時服用。患者原西藥降壓治療保持不變。

辨證加減：睡眠時驚醒，心悸夢多，舌淡，脈弦細者，可加龍齒、人參、鬱金；如果心煩躁較甚者，可加入川黃連、梔子；血虛甚者，加入當歸、龍眼肉；陰虛火旺甚者，加生地黃、麥冬；盜汗者，加五味子、浮小麥、煅牡蠣。10 天為 1 個療程。結果顯效 90 例，有效 17 例，無效 23 例。獲得較好療效。

3. 醫案精選

段某，女，72 歲。高血壓病史 40 餘年，一直服用 Captopril 等降壓藥物。近半月來出現失眠、煩躁不安、心悸、頭暈等症狀，血壓持續不降，在（180～200）～（110～130）mmHg 波動。自服 Estazolam 等藥物，睡眠有所改善，但頭暈、心悸，煩躁症狀仍在，血壓沒有改善。給予酸棗仁湯加減。

處方：酸棗仁 60g，知母 10g，川芎 6g，茯苓 15g，甘草

6g，鬱金 10g，丹參 20g，水煎服。

停服 Estazolam，繼續服用 Captopril。服藥 3 劑後複診，患者自覺症狀明顯好轉，測 BP 140/90mmHg。囑繼續服用原方 10 劑後複查 BP 130/85mmHg。

五、可替代酸棗仁湯中草藥的備選中草藥

1. 安神定智、潛陽降滲中草藥

可選酸棗仁、回心草、小葉薄荷、硃砂、首烏藤、合歡皮、龍骨、遠志、地花生、刺參、柏子仁、含羞草、豬心、磁石、長春花、茯苓、茯神、木龍齒、珍珠、琥珀、纈草、素馨花、蜣螂、沙棗、鬱金香根、安息香、紫石英、烏飯子、柏樹果、合歡草、柏枝、藥王茶、紅木子、山丹、酸棗仁（熟酸棗仁）、廣東合歡花（片）、龍齒等。

2. 養血活血中草藥

可選用川芎、雞血藤、藏紅花、紅花、穿山甲、田七、牛膝、益母草、牡丹皮、薑黃、月季花、沒藥、延胡索、水紅花子、乳香、土三七、五靈脂、莪朮、丹參、大血藤、紅木香、八月札、茅膏菜、螞蝗（水蛭）、茺蔚子、大浮萍、紫雪花、山韭菜、牡丹花、三稜、月季花葉、水澤蘭、野丁香根、白屈菜根、紅五加、山丹花等。

3. 補陰中草藥

可選知母、黃精、白芍、石斛、阿膠、何首烏、枸杞子、當歸、茜草、紫河車、熟地黃、桑寄生、桑葚、大棗、鱉甲、麥冬、南沙參、黑芝麻等。

4. 補氣中草藥

若氣虛明顯，可酌情新增補氣類中草藥：炙甘草、人參、黃耆、山藥、西洋參等。

5. 清熱類中草藥

若熱象明顯，可酌加羚羊角、山羊角、石膏、忍冬藤、羊角草等。

六、名醫醫案

陳國權

陳國權是某中醫藥大學教授、主任醫師，老中醫藥專家學術經驗繼承工作指導老師，教學研究《金匱要略》40 餘載，善用經方治疑難雜症。其運用《金匱要略》酸棗仁湯加減治療不寐驗案如下：

第二章　現代應用研究

◎案

左某，女，47歲。2012年3月23日初診。主訴：入睡困難10餘年，加重3個月。10餘年前即入睡困難，每晚平均睡眠時間不足5小時，易驚醒，醒後難以復睡，晨起頭暈。近3個月來，上症加重，必須服用安眠藥才可入睡，甚則徹夜不眠，即使入睡亦不深，夢多，盜汗，有時手足心熱，早起雙目乾澀，月經來潮前1週心悸、胸悶，伴小腹下墜感，經量略少，色紅偏暗。大便日1行，尿黃，夜尿2次，有時腰痛，近3年來自覺記憶力差，常發口腔潰瘍，伴聲音嘶啞。舌紅、少苔，脈左細、右微弦。中醫診斷為不寐。證屬肝陰血虛，熱擾心神。治以滋陰退熱，寧心安神。以酸棗仁湯、一貫煎合甘麥大棗湯加減。

處方：炒酸棗仁、澤瀉、炙甘草各20g，鬱金、川芎、知母、麥冬、沙參、當歸、川楝子、大棗、佩蘭各10g；茯苓、生地黃、枸杞子、女貞子、墨旱蓮、菊花各15g，小麥30g，烏藥、益智仁各6g。7劑，每日1劑，水煎服。

二診：3月31日。服藥至第三劑後入睡稍易，盜汗、睡中驚醒及夜尿均減，仍雙目乾澀，視物欠清，舌紅、少苔，脈微弦。守上方去澤瀉、鬱金，加沙苑子、密蒙花各10g，夏枯草15g，山藥20g。7劑。

三診：4月7日。入睡較易，近半月來未服安眠藥，每晚可睡約6小時，未驚醒，盜汗消失，翌晨精神佳。雙目仍乾澀，

時發口腔潰瘍，舌紅、苔微黃，左細右微弦。守上方去佩蘭加五倍子 10g。20 劑，製成膏方，每次 1 湯匙，每日 3 次。後隨訪睡眠基本正常，餘症皆失。

按《素問‧陰陽應象大論》曰：「年四十而陰氣自半也，起居衰矣。」肝血不足，陰虛內熱，母病及子，致心陰虧虛，熱擾心神，故至夜而不能入睡，睡亦不安。治以酸棗仁湯補肝之陰血，猶恐滋陰之力不及，又合一貫煎補肝腎之陰以退虛熱。尤其妙在用甘麥大棗湯，《金匱要略》該方本為治婦人臟躁而設，方中小麥有養心陰清虛熱之功，用在此處亦較為恰當。因此，諸藥合用，10 餘年之頑疾，調理半年而告痊癒。

◎案

胡某，女，31 歲。2012 年 1 月 3 日初診。主訴：入睡難間斷性發作 6 年，加重 2 個月。2005 年起即入睡困難，夢多，易醒，或腰痠。2011 年 10 月取卵做試管嬰兒後皮膚搔癢，觸之即癢，服抗過敏西藥無效。近 2 個月來每晚均至午夜後方能入睡，凌晨 4～5 點即醒，醒後難以復睡。晨起乏力，納差，口乾舌燥，午後困倦，或覺五心煩熱，入夜身潮熱，面色萎黃。月經常先期，量偏少，色紅，帶下黃稠，有時外陰癢，大便日 1 行，或溏。舌暗紅、苔白，脈細略沉。中醫診斷為不寐。證屬心肝血虛，脾失運化。治以滋補肝血，益氣健脾。方以酸棗仁湯、香砂六君子丸合黃耆桂枝五物湯加減。

處方：炒酸棗仁 20g，茯苓 25g，川芎、知母、製香附、黨

參、白朮、生薑、大棗、苦參、鬱金各10g，砂仁、陳皮、法半夏、桂枝各6g，黃耆、白芍、地骨皮各15g，炙甘草16g。7劑，每日1劑，水煎服。

二診：1月10日。服藥2劑後睡眠改善明顯，其後幾天又有所反覆，納食香，煩熱、口乾均減，精力較前旺盛，肌膚搔之仍癢。舌紅、苔薄白，脈沉細。守上方加炙遠志6g，桑枝、熟地黃、阿膠、白鮮皮各10g，桑葚15g，焦山楂20g。20劑，水泛丸，每次10～12g，每日3次。服丸藥3個月後諸症悉除。

按《素問・五臟生成》曰「故人臥，血歸於肝」。中焦為氣血生化之源，脾失運化，氣血生化不及，或心血不足，心神失養；或血不養肝，肝虛傳心，心神不寧，故夜寐不安。治以香砂六君子丸健脾益氣，培補後天之本，使氣血旺盛，心血不虛，肝血不虧；更以酸棗仁湯滋肝血、養肝陰，則心肝母子陰陽調和，神志安寧。患者血虛肌膚失養，不榮則燥，燥則生風，故觸之即癢，在調補氣血的基礎上，輔以黃耆桂枝五物湯益氣行血、袪風止癢，寓「治風先治血，血行風自滅」之理。

◎案

徐某，男，45歲。2012年3月20日初診。主訴：睡而不穩12年，加重1年。患者自2000年始即睡而不穩，易醒，醒後難以復睡，或夢。近1年來睡不安寧，稍有響動即醒，有時夢中亦可驚醒，睡眠最長不過3小時，醒後不能再睡，白天精神差，昏沉感明顯。情緒亦不穩，或煩躁，或憂慮，常嘆氣則

舒，夜尿 2～5 次，伴小腹脹，背發涼，雙目澀脹，食納不佳，矢氣多，大便或稠或溏。舌紅、苔白滑，脈略弦。中醫診斷為不寐。證屬肝鬱脾虛，心神不寧。治以疏肝健脾，滋陰補虛，寧心安神。方以酸棗仁湯合逍遙散加減。

處方：炒酸棗仁、山藥各 20g，茯苓 30g，川芎、知母、生薑各 10g，柴胡、薄荷、烏藥、益智仁各 8g，赤芍、白芍、瓜蔞各 15g，當歸、白朮各 12g，製附子 6g，炙甘草 16g。10 劑，每日 1 劑，水煎服。

二診：3 月 31 日。藥後入睡稍易，夜寐時間有所延長，有時醒後可復睡，白晝精神較前佳，背涼、目脹均減，夜尿 2～3 次，咽紅，舌紅、苔白，脈弦。守上方加玄參、西洋參、菊花各 10g，龜膠 20g，炒穀芽、炒麥芽各 15g。20 劑，蜜丸，每次 10～12g，每日 3 次。服丸藥 3 個月後，電話隨訪病癒。

按《金匱要略》曰「虛勞虛煩不得眠，酸棗仁湯主之」。肝藏魂，心舍神，人寤則魂藏於目，寐則魂藏於肝。患者肝鬱氣滯，化火傷陰，肝陰不足則母病及子，虛熱擾心，故虛煩不得眠；肝病及脾，脾失健運，故有神疲、納差、便溏之症。中州失運，氣血無源，肝陰更虛，如此虛實夾雜之證，遷延 12 年而不癒。故以逍遙散治肝鬱之實，以酸棗仁湯治肝陰之虛，未直接治心而達到寧心安神之效，此為臟腑相關理論的具體應用。

第二章　現代應用研究

◎案

　　某，女，36歲。2011年12月1日初診。主訴：睡而不深，夢多約3年。近3年來睡而不深，夢多，晨起可憶起夢中情景，白晝全身乏力，困倦，或睡夢中驚醒，醒後大多能復睡，或潮熱盜汗，或兩太陽穴附近疼痛，或巔頂疼痛，近半年脫髮明顯，或耳鳴，背部不適或疼，或頭昏。近5個月發現面部尤其雙目周圍輕度黃褐斑，月經先期3～5天，持續1週方淨，來潮首日頭痛，白帶量稍多，有腥味。舌紅、苔白滑，脈微數。中醫診斷為不寐。證屬肝陰虧虛，陽氣怫鬱。治以補肝滋腎，宣暢陽鬱。以酸棗仁湯、一貫煎合五苓散加減。

　　處方：炒酸棗仁、生地黃、枸杞子、製何首烏、女貞子、墨旱蓮各15g，茯苓25g，川芎、知母、麥冬、沙參、當歸、豬苓、白朮、黃芩、地膚子、防風各10g，澤瀉24g，川楝子、炙甘草各8g，桂枝4g，紫蘇葉6g，吳茱萸5g。10劑，每日1劑，水煎服。

　　二診：12月14日。藥後睡眠較前穩當，夢減，晨起頭部稍不適，餘可。舌紅、苔白，脈細數。守上方加阿膠、炒穀芽、炒麥芽各15g，紅參、羌活各10g，黃耆20g。20劑，製成膏方，每次1湯匙，每日3次善後。

　　按《靈樞‧大惑論》曰「夫衛氣者，晝日常行於陽，夜行於陰，故陽氣盡則臥，陰氣盡則寤」。陰陽調和，寤寐有度，夜臥晝醒；如陰陽失和，陰虛陽亢，陰不涵陽，故夜而不寐，寐而

不深，或夜夢紛紜。治以酸棗仁湯合一貫煎補肝腎之陰，以五苓散暢達陽氣，通徹表裏。諸藥合用，陰復陽潛，陰陽和諧，故用之而獲效。

◎案

陳某，女，55歲。2011年11月15日初診。主訴：入睡困難斷續發作10年，加重1個月。10年前即入睡困難，夢多，夜間易醒，醒後復睡難。發現BP偏高亦達10年，一直服丹參片等藥。近1個月來上症加重，輾轉難眠，或徹夜未眠，白天昏沉欲睡，頭或脹，目乾澀，夜或心悸，心煩，或早起背疼，便秘，4～5天1行，質乾，不易解出，尿黃，口乾欲飲，或口苦，咽乾，或耳鳴，帶或黃，味腥。舌紅、少苔，脈弦略數。有腰椎間盤突出症病史。中醫診斷為不寐。證屬肝虛燥熱，溼與熱結。治以滋補肝腎，祛溼瀉熱。方以酸棗仁湯、一貫煎、四妙丸合玉女煎加減。

處方：炒酸棗仁、麥冬、懷牛膝、知母、薏仁各20g，茯苓、生地黃、枸杞子、熟地黃、石膏、夏枯草、丹參各15g，川芎、沙參、當歸、黃柏、蒼朮各10g，川楝子、炙甘草各8g，菊花12g。7劑，每日1劑，水煎服。

二診：11月22日。入睡較易，背疼減，大便每天1行，咽乾，舌紅、苔微黃、脈弦略數。守上方7劑。

三診：11月29日。睡眠時間較前延長，仍夢多，晨起頭昏，大便1～2日1行，尿微黃，口乾減，夜尿1～2次，舌紅、

苔白邊有齒痕，脈細略數。上方去四妙丸、玉女煎，加五苓散。

處方：炒酸棗仁20g，川芎、知母、豬苓、白朮、麥冬、沙參、當歸、蛇床子、黃芩、枳實各10g，生地黃、枸杞子、夏枯草、丹參、杜仲、桑寄生各15g，炙遠志、炙甘草、川楝子各8g，茯苓25g，澤瀉24g，桂枝4g，菊花12g，白芷6g。20劑，每次10～12g，水泛為丸，每日3次。隨訪半年諸症大減。

按本案患者證屬虛實夾雜，既有肝陰虛之內熱，又有陽明燥結之實熱，還可見溼熱下注之候，方以酸棗仁湯、一貫煎治其虛熱，以四妙丸、玉女煎治其實熱。三診時實熱已去大半，故去後二方加五苓散通陽利水祛溼。臨床所見虛實夾雜的不寐證，陳教授往往以酸棗仁湯為主，氣鬱則合逍遙散，溼熱則合四妙丸，胃熱則合玉女煎，痰熱則合溫膽湯，痰溼則合五苓散，隨證用之，療效顯著。

下篇　現代研究

參考文獻

[01] Cao Ja. Zltaug QY. Cui sy. et al. Hypuotic effect of jujubosides from semen Ziz-ipluspiuosae[J],2010

[02] 尤鴻,肖紅,陳建芳等。酸棗仁湯對血虛、陰虛小鼠的鎮靜催眠作用 [J],2006

[03] 金陽,李飛,李延利。酸棗仁湯對失眠大鼠睡眠時相的影響 [J],2008

[04] 游秋雲,王平,黃攀攀等。酸棗仁湯對老年失眠症候模型大鼠腦皮質超微結構及星形膠質細胞表達的影響 [J],2010

[05] 王金寶,寇紹傑,趙曉鋒等。酸棗仁湯對失眠症療效及血漿褪黑素水平的影響 [J],2009

[06] 李玉娟,劉雯,楊靜玉等。酸棗仁湯的鎮靜催眠作用 [J],2002

[07] 馬德孚。酸棗仁湯的藥理研究 [C],1995

[08] 趙立志,楊思進,白雪。酸棗仁湯對心臟介入患者心理應激的干預研究 [J],2010

[09] 王欣,謝鳴。酸棗仁湯對 EPM 大鼠腦組織 GABA-A 受體 mRNA 表達的影響 [J],2006

參考文獻

[10] 王守勇,謝鳴,王欣。酸棗仁湯組分配方對高架十字迷宮小鼠行為學及 β- 內啡肽的影響 [J],2009

[11] 夏寒星。酸棗仁湯抗憂鬱實驗研究 [J],2010

[12] 楊新年,張業,李霏。酸棗仁湯對憂鬱模型大鼠行為學和腦組織單胺類神經遞質的影響 [J],2007

[13] 張仲一,高嵐,胡覺民等。酸棗仁湯降脂作用的實驗研究 [J],2005

[14] 段瑞,黃鵬,張宏等。酸棗仁湯對記憶能力影響的實驗研究 [J],2003

[15] 游秋雲,王平,孔明望等。酸棗仁湯對老年血虛陰虛失眠症候模型大鼠腦組織麩胺酸、γ- 胺基丁酸及 γ- 胺基丁酸 A 受體表達的影響 [J],2010

[16] 王雁萍,魏重琴。酸棗仁皂苷 A 對血管平滑肌細胞增殖及 sis 基因表達的影響 [J],2002

[17] 鄧偉,唐其柱,李欣等。酸棗仁皂苷 A 對大鼠心室肌細胞 L- 型鈣通道的影響 [J],2009

[18] 陸暉,陸豔玲,吳雲虎等。酸棗仁皂苷 A 對腦缺血再灌注損傷大鼠神經保護作用的研究 [J],2009

[19] 朱海鵬,高志良,譚德明等。酸棗仁湯對小鼠試驗性急性肝衰竭的影響 [J],2007

[20] 國家藥典委員會。藥典 [M],2015

[21]　南京中醫藥大學。中藥大辭典 [M]，2006

[22]　全國中草藥彙編編寫組。全國中草藥彙編 [M]，1975

[23]　張志峰。陳國權教授運用酸棗仁湯為主方治療不寐驗案舉隅 [J]，2013

[24]　劉明，顏勤。酸棗仁湯合方治驗舉隅 [J]，2010

[25]　鄒錦山，劉桂芳。酸棗仁湯治療精神疾病舉隅 [J]，2005

[26]　趙雲陽，楊東東。楊東東運用酸棗仁湯治療失眠經驗 [J]，2015

[27]　李德珍，裴蓉，王抗戰。施今墨論治失眠探析 [J]，2013

[28]　侍如有。黃連阿膠湯合酸棗仁湯臨床應用舉隅 [J]，1998

[29]　周寶寬，周探。酸棗仁湯化裁治療眩暈驗案 [J]，2012

[30]　黃選兆，汪寶吉，孔維佳。實用耳鼻咽喉頭頸外科學 [M]，2007

[31]　張婷，戴春富。梅尼爾氏症的遺傳學研究進展 [J]，2001

[32]　李學佩。神經耳科學 [M]，2007

[33]　賈建平。神經內科疾病臨床診療規範教程 [M]，2010

[34]　劉若卓，于生元。偏頭痛發病機理的研究進展 [J]，2002

[35]　緊張型頭痛診療專家共識組。緊張型頭痛診療專家共識 [J]，2007

參考文獻

[36] 偏頭痛診斷與防治專家共識組。偏頭痛診斷與防治專家共識 [J]，2006

[37] 頭痛分類和診斷專家共識組。頭痛分類和診斷專家共識 [J]，2007

[38] S. Evers，J.（A）fra，A. Frese 等 .EFNS 偏頭痛藥物治療指南 EFNS 特別工作組修訂報告 [J]，2010

[39] 劉要武。酸棗仁湯治驗 [J]，2014

[40] 張豔榮。酸棗仁湯的妙用 [J]，2000

[41] 賈美華。酸棗仁湯加味治三叉神經痛 [J]，1989

[42] 丁德正。酸棗仁湯治療精神疾病舉隅 [J]，2014

[43] 謝曉麗，米烈漢。米烈漢教授臨證驗案選粹 [J]，2012

[44] 王付。酸棗仁湯合方治驗舉隅 [J]，2008

[45] 江妙津。中醫心神學說與臨床 [M]，2009

[46] 范仲愷 . 酸棗仁湯臨床應用舉隅 [J]，2008

[47] 宋丹，丁碧雲。酸棗仁湯加減治療室性早搏的療效觀察 [J]，2012

[48] 李相中，劉維，李敏霞等。酸棗仁湯加味治療良性室性早搏 [J]，2001

[49] 袁福茹，何永田。酸棗仁湯加味治療室性早搏 84 例臨床觀察 [J]，1995

[50] 孫志,張祥培。酸棗仁湯治療難治性室性早搏的體會 [J],1998

[51] 李俊枝,劉春甫。劉春甫治療冠心病心肌缺血伴失眠的臨床經驗 [J],2015

[52] 王定奇。酸棗仁湯治療冠心病失眠的體會 [J],2011

[53] 高血壓防治指南修訂委員會。高血壓防治指南 2010[J],2011

[54] 高血壓防治指南（基層版）編撰委員會。高血壓防治指南（2009 年基層版）[J],2010

[55] 中華醫學會心血管病學分會高血壓學組。清晨血壓臨床管理的專家指導建議 [J],2014

[56] 陸再英,鍾南山。內科學：7 版 [M],2008

[57] 何豔,李春華。子時服用酸棗仁湯治療原發性高血壓病臨床體會 [J],2010

[58] 張雲洪,衣娜。酸棗仁湯在老年高血壓病伴失眠中的應用 [J],2015

[59] 張詩軍,陳澤雄,李俊彪。加味酸棗仁湯治療失眠證臨床療效及對 SIL 2R 水平的影響 [J],2002

[60] 楊曉霞,陳彤偉。酸棗仁湯改善心肌梗塞患者睡眠和情緒障礙 [J],2004

參考文獻

[61] 張麗萍，盧建。酸棗仁湯合甘麥大棗湯治療更年期失眠症25例 [J]，2002

[62] 張慧霞。酸棗仁湯治療更年期綜合症52例 [J]，2000

[63] 李燕玲，郭峰，曾斌芳。酸棗仁湯治療泄瀉舉隅 [J]，2008

[64] 劉珈，王德惠。王德惠治療糖尿病合併失眠 [J]，2013

[65] 黃文章。行經期心律不齊 [J]，2010

[66] 羅頌平，中醫婦科學 [M]，2008

[67] 鄧小虹，張松文。北京地區圍絕經期婦女健康現狀的流行病學調查 [J]，2002

[68] 路洪波，楊曉釗，黃永興等。南寧市婦女圍絕經期綜合症流行病學調查研究 [J]，2001

[69] 黃守清，楊麗蓉。圍絕經期婦女中醫證素的研究 [J]，2007

[70] 陸啟濱。更年期綜合症病因病機探源 [J]，2001

[71] 成方平，楊洪豔，張春玲等。中醫對更年期綜合症的認識及研究 [J]，2005

[72] 劉睽驥，曲海英等。更年期綜合症發病相關因素及護理對策 [J]，2007

[73] 薛靜燕，洪慶祥，趙立宇。益脾寧更湯治療圍絕經期綜合症60例療效觀察 [J]，2004

[74] 畢博。孫蘭軍運用酸棗仁湯加減治療圍絕經期心悸經驗 [J]，2009

[75]　李日慶。實用中西醫結合泌尿男科學 [M]，1995

[76]　閆亞莉，泰愛玲。酸棗仁湯在皮膚病中的應用 [J]，1993

[77]　梁紅葉。酸棗仁湯新用 [J]，2012

[78]　王健雄。酸棗仁湯治療雜證舉隅 [J]，1998

[79]　王春燕，馬仲林。外傷後頑固性頭暈 1 例報告 [J]，2012

[80]　楊波，李潔，趙岩茹等。楊洪濤經方化裁治療腹膜透析併發症經驗舉隅 [J]，2015

[81]　張鳴，傅喆暾，馬明華。酸棗仁湯合黃連阿膠湯治療慢性疲勞綜合症 50 例 [J]，2009

[82]　尤海玲，陳源，賀娟等。名方合用治驗疑難病 3 則 [J]，2009

[83]　王健雄。酸棗仁湯治療雜證舉隅 [J]，1998

[84]　丁德正。酸棗仁湯治療精神病的驗案與體會 [J]，1987

[85]　王侃。酸棗仁湯加味治療鼻衄 [J]，1984

[86]　李海燕。硃砂安神丸的方藥配伍分析與臨床應用 [J]，2009

[87]　陳建明，錢旻，孔俊虹。硃砂安神丸驗案 2 則 [J]，2012

[88]　朱錦華。天王補心丹的臨床新應用 [J]，1999

[89]　王貴會，李文達，楊蓉等。安神定志丸的臨床應用體會 [J]，2010

[90]　姚宗英。黃連阿膠湯臨證驗案 3 則 [J]，2005

參考文獻

[91]　王付。方劑學。[M], 2010

[92]　張仲景。金匱要略 [M], 1997

[93]　孫思邈。備急千金要方 [M], 1982

[94]　孫思邈。千金翼方 [M], 1997

[95]　王燾。外臺祕要 [M], 1991

[96]　王懷隱。太平聖惠方 [M], 1958

[97]　尤在徑。金匱要略心典 [M], 1975

[98]　陳修園。金匱要略淺注 [M], 1988

[99]　高學山。高注金匱要略 [M], 1956

[100]　黃煌。張仲景五十味藥證 [M], 1998

[101]　李小可, 蘇菲, 薛喬等。局方酸棗仁藥證發微 [J], 2012

[102]　王付。經方藥症與方證 [M], 2007

[103]　王雪華。王雪華金匱要略講課實錄 [M], 2009

[104]　袁夢石, 莊振中, 周雪。酸棗仁湯加味治療不明原因性失眠 69 例臨床觀察 [J], 2009

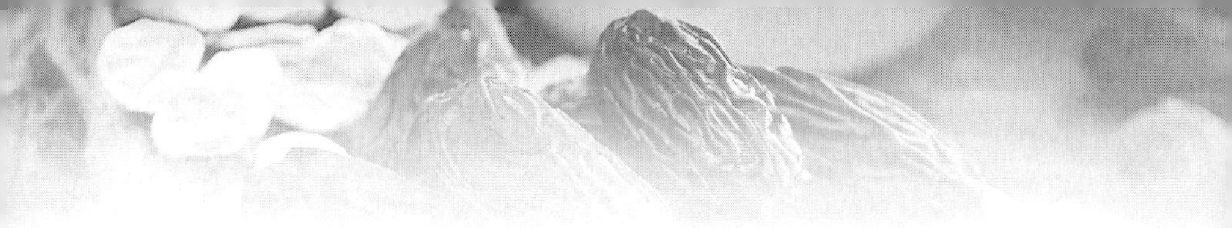

國家圖書館出版品預行編目資料

酸棗仁湯：安神失眠妙方 / 劉春生，趙宇昊，楊建宇 主編 . -- 第一版 . -- 臺北市：崧燁文化事業有限公司, 2025.04
面；　公分
POD 版
ISBN 978-626-416-538-9(平裝)
1.CST: 中藥方劑學
414.6　　　　　　114004424

酸棗仁湯：安神失眠妙方

主　　編：劉春生，趙宇昊，楊建宇
發 行 人：黃振庭
出 版 者：崧燁文化事業有限公司
發 行 者：崧燁文化事業有限公司
E - m a i l：sonbookservice@gmail.com
粉 絲 頁：https://www.facebook.com/sonbookss/
網　　址：https://sonbook.net/
地　　址：台北市中正區重慶南路一段 61 號 8 樓
8F., No.61, Sec. 1, Chongqing S. Rd., Zhongzheng Dist., Taipei City 100, Taiwan
電　　話：(02) 2370-3310　　　傳　　真：(02) 2388-1990
印　　刷：京峯數位服務有限公司
律師顧問：廣華律師事務所 張珮琦律師

-版權聲明-

本書版權為中原農民出版社所有授權崧燁文化事業有限公司獨家發行繁體字版電子書及紙本書。若有其他相關權利及授權需求請與本公司聯繫。
未經書面許可，不可複製、發行。

定　　價：399 元
發行日期：2025 年 04 月第一版
◎本書以 POD 印製